AF392401

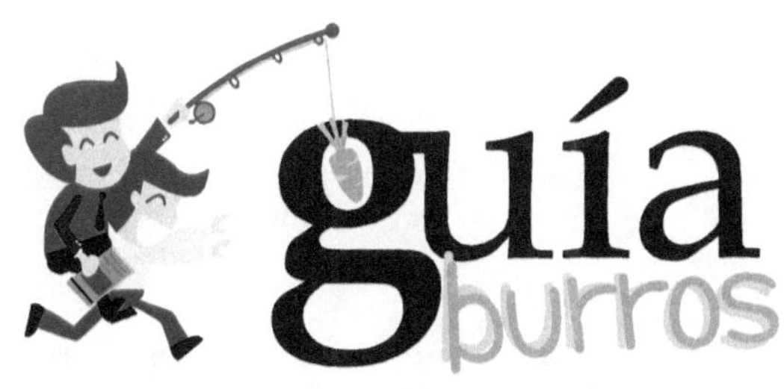

CUANDO TU CUERPO TE AVISA DE LA ENFERMEDAD

GUÍA PARA CUIDAR TU SALUD

JAUME FERNÁNDEZ

www.cuerpo-avisa-enfermedad.guiaburros.es

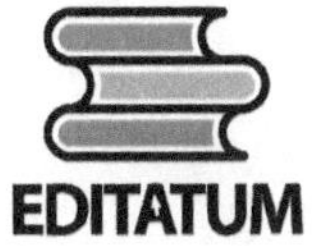

Si después de leer este libro, lo ha considerado como útil e interesante, le agradeceríamos que hiciera sobre él una **reseña honesta en cualquier plataforma de opinión** y nos enviara un *e-mail* a **opiniones@guiaburros.es** para poder, desde la editorial, enviarle **como regalo otro libro de nuestra colección.**

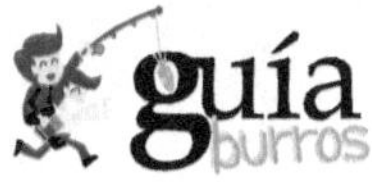

Sobre el autor

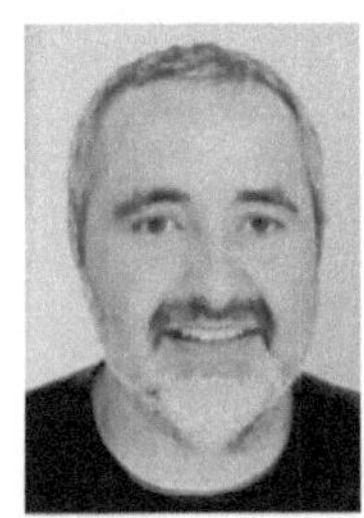

Jaume Fernández Roigé nació en Barcelona y es diplomado universitario en Enfermería en E.U.I de Bellvitge (Universitat de Barcelona). Como formación adicional cursó el Máster Universitario Oficial de Enfermería en Urgencias, Emergencias y Cuidados Críticos en la Universidad Europea de Madrid; obtuvo el Diploma de Posgrado en Atención Integral de Enfermería al Enfermo Frágil en la Fundación Privada Hospital Parc Taulí de Sabadell y el Diploma de Posgrado en Curas de Enfermería al Enfermo Crítico en la E.U.I de Bellvitge, igualmente hizo el Curso presencial de R.C.P Básica e Instrumentalizada y Utilización del D.E.S.A en el Hospital Quirón de Madrid.

Tiene una amplia experiencia profesional principalmente en Unidades de Cuidados Intensivos y ha ejercido una intensa actividad docente y de formación siendo Tutor principal de Prácticas Clínicas con que realizan las prácticas en la U.C.I del Hospital Universitario Quirón de Madrid, Tutor principal de Prácticas Clínicas con alumnos de Universidades de Madrid, organizador y realizador de las Jornadas de Prevención Primaria y docente del Curso de Preparación para el Título de Auxiliar de Enfermería en la O.N.G Adefis en Las Rozas.

Participó como ponente durante el II Congreso Internacional Ibero Americano de Enfermería celebrado en Madrid en mayo de 2015.

Agradecimientos

Para Alexandra, mi compañera de viaje, gracias por compartir y apoyar mis inquietudes, te quiero vida.

Para Amaia y Miquel, mis hijos, por ser el motor de mi vida, os quiero mucho mis niños.

A mis padres. Mami estés donde estés seguro que serás mi mejor crítica, te echamos de menos.

Para familiares y amigos por acompañarme y compartir todos mis momentos.

Gracias a mi profesión y a mis compañeros por darme la oportunidad de disfrutar el día a día y poder conocer a gente maravillosa.

Y para Sebastián y Marta por darme la oportunidad de realizar este proyecto, espero que os guste a todos.

Gracias y a disfrutar de la lectura.

Índice

INTRODUCCIÓN.. 15

ENFERMEDADES CARDIOVASCULARES............ 19
Infarto de miocardio.. 21
Hipertensión.. 27
Accidente cerebrovascular.................................. 33

DIABETES *MELLITUS*.................................... 44

ESFERMEDADES RESPIRATORIAS CRÓNICAS 53
EPOC.. 53
Asma.. 60

CÁNCER.. 69
Cáncer de pulmón.. 86
Cáncer colorrectal.. 95
Cáncer de mama.. 107
Cáncer de próstata.. 118

ENFERMEDADES DIGESTIVAS CRÓNICAS....... 125

Úlcera péptida o úlcera gastroduodenal................... 125

Pancreatitis... 128

Enfermedad inflamatoria intestinal....................... 132

CONCLUSIONES... 139

Introducción

Desde que el ser humano aparece en la Tierra hay dos grandes temores que lo afligen: por un lado, a la muerte; por otro, a la enfermedad y sus consecuencias.

¿Alguna vez te has preguntado qué es la salud? Seguro que puedes saber si tienes salud, pero tal vez tengas problemas para definir ese concepto. Al mismo tiempo, ¿te has preguntado qué es para ti la enfermedad?

Ambos conceptos no son ni únicos ni universales, son cambiantes y dependen de las personas y de las situaciones vividas.

El concepto de salud ha evolucionado mucho a lo largo de los siglos, dependiendo del contexto histórico, social y cultural, así como de los avances de la medicina.

La salud y la enfermedad son parte integral de la vida, del proceso biológico y de las interacciones medioambientales y sociales.

Vamos a ver cómo van variando estos términos a lo largo de la historia del hombre:

Para Galeno (año 190), "la salud es el equilibrio íntegro de los principios de la naturaleza, o de los humores que en nosotros existen, o la actuación sin ningún obstáculo de las fuerzas de la naturaleza. O también es la cómoda armonía de los elementos". Galeno asumió la teoría hipocrática de los cuatro humores (sangre, flema, bilis amarilla y bilis negra). El equilibrio de estos representaba la salud (*eucrasia*).

Para Sigerist (año 1941), "la salud no es simplemente la ausencia de enfermedad, sino algo positivo, una actitud gozosa y una aceptación alegre de las responsabilidades que la vida impone al individuo".

Para la Organización Mundial de la Salud (OMS) (año 1948), "la salud es el completo estado de bienestar físico, mental y social, y no solamente la ausencia de afecciones o dolencias. El goce del grado máximo de salud que se pueda lograr es uno de los derechos fundamentales de todo ser humano, sin distinción de raza, religión, ideología política o condición económica o social. La salud de todos los pueblos es una condición fundamental para lograr la paz y la seguridad, y depende de la más amplia cooperación de las personas y de los Estados".

Según Rene Dubos (año 1959), "salud es un estado físico y mental razonablemente libre de incomodidad y dolor, que permite a la persona en cuestión funcionar efectivamente por el más largo tiempo posible en el ambiente donde por elección está ubicado".

Para Kamó Nikolaievich Simonian (año 1984), "la salud es el estado de completa satisfacción sociobiológica y psíquica, cuando las funciones de todos los órganos y sistemas del organismo están en equilibrio con el medio natural y social, con la ausencia de cualquier enfermedad, estado patológico, defecto físico".

En 1986, según la *Carta de Ottawa* para la promoción de la salud realizada por la OMS, "el concepto de salud, como bienestar, transciende a la idea de formas de vida sanas [...] La promoción de la salud no concierne exclusivamente al sector sanitario [...] Las condiciones y requisitos para la salud son la paz, la educación, la vivienda, la alimentación, la renta, un ecosistema estable, la justicia social y la equidad. Cualquier mejora de la salud ha de basarse necesariamente en estos prerrequisitos".

Para L. Salleras Sanmartí en 1989, "la salud es el logro del más alto nivel de bienestar físico, mental y social, y de la capacidad de funcionamiento, que permitan los factores sociales en los que viven inmersos el individuo y la colectividad".

Según James Frankish (año 1996), "la salud es la capacidad de la gente para adaptarse, responder o controlar los cambios y retos de la vida".

Como podemos ver, el concepto de salud va cambiando y evolucionando con el paso del tiempo, aumentando su complejidad, y con más factores intervinientes.

Y seguro que cada uno de los lectores tendrá su propia percepción sobre lo que es la salud. Por ejemplo:

- La salud es no estar enfermo.
- La salud es vivir feliz.
- La salud es no sentir dolor y poder trabajar.
- La salud es poder llegar a viejo sin depender de otros.
- Etc.

Hemos visto hasta ahora la evolución del término salud, pero ¿qué pasa con el término enfermedad? Según la OMS, la definición de enfermedad es la siguiente: "Alteración o desviación del estado fisiológico en una o varias partes del cuerpo, por causas en general conocidas, manifestada por síntomas y signos característicos, y cuya evolución es más o menos previsible".

A lo largo de este libro intentaré explicar cuáles son las enfermedades crónicas más importantes en la actualidad. Conoceremos su causa, su sintomatología, cómo podemos diagnosticarlas, prevenirlas… Y si las padecemos, cómo poder tratarlas.

Las enfermedades crónicas son afecciones de larga duración y por lo general de progresión lenta. Son la principal causa de muerte e incapacidad en el mundo.

Las más comunes son las enfermedades cardiovasculares, el cáncer, la enfermedad pulmonar obstructiva crónica y la diabetes.

Enfermedades cardiovasculares

Son aquellas que afectan tanto al sistema circulatorio como al corazón. Entre ellas se encuentran la enfermedad coronaria, la hipertensión arterial, el accidente cerebro-vascular o el infarto de miocardio.

En España, estas enfermedades constituyen la primera causa de muerte, originan casi el 40 % de todas las defunciones. El infarto de miocardio es el más frecuente, con un 61 % de las muertes.

Los infartos de miocardio y los accidentes vasculares cerebrales suelen ser fenómenos agudos que se deben sobre todo a obstrucciones que impiden que la sangre fluya hacia el corazón o el cerebro.

¿Cuáles son las causas de las enfermedades cardiovasculares?

La causa más frecuente es la formación de depósitos de grasa y de colesterol en las paredes de los vasos sanguíneos que irrigan el corazón o el cerebro, que hace que se estrechen, a veces llegando a ocluirlos por completo. También puede ser debido a la formación de un coágulo de sangre que de igual forma ocluye la circulación sanguínea.

¿Cuáles son los factores de riesgo más importantes?

Hay factores de riesgo cardiovascular que determinarán las posibilidades de cada uno de padecer alguna de ellas. Dentro de estos factores hay algunos que son modificables:

- Obesidad.
- Tabaquismo.
- Consumo nocivo de alcohol.
- Ausencia de ejercicio físico.
- Niveles aumentados de colesterol.
- Padecer otras enfermedades como hipertensión o diabetes.
- Dieta no equilibrada.

Luego existen los no modificables:

» **Edad.** A medida que una persona va envejeciendo, su corazón y su sistema circulatorio también lo hace, por eso las personas de edad avanzada son las principales víctimas tanto de cardiopatías como de accidentes vasculares cerebrales.

» **Sexo.** Los hombres tienen más riesgo de tener una patología cardiovascular que las mujeres, debido al efecto protector que ejercen las hormonas femeninas. De hecho, con la menopausia se produce un aumento de casos de estas enfermedades.

» **Herencia genética.** Se ha demostrado que existe cierta concentración de enfermedades cardiovasculares en algunas familias determinadas, por lo que se considera que pueda existir cierta causa genética.

Infarto de miocardio

Es una patología que se caracteriza por la muerte de una porción del músculo cardíaco que se produce cuando se obstruye completamente una arteria coronaria. Afecta tanto a hombres como a mujeres.

En España se producen cada año aproximadamente 52 000 casos, que son tratados en un hospital, pero hay que tener en cuenta que hay muchos otros pacientes que sufren un infarto y no llegan vivos al hospital.

¿Sabrías decir cuáles son los síntomas más importantes cuando se sufre un infarto de miocardio?

Los síntomas más habituales que describen los pacientes que sufren un infarto de miocardio son:

- Dolor torácico intenso y prolongado, que es percibido como una presión interna que puede extenderse a hombros y brazos (sobre todo el izquierdo), espalda e incluso a la mandíbula.
- Dificultad para respirar.
- Palpitaciones.

- Sudoración.
- Palidez.
- Mareos.
- Náuseas.
- Vómitos.
- Desfallecimiento.

¿Tenemos los mismos síntomas de infarto de miocardio los hombres y las mujeres?

La respuesta es no.

Según algunos estudios, solo una de cada cuatro mujeres reconoce los síntomas del infarto agudo de miocardio, mientras que el resto los confunde con problemas digestivos, respiratorios o trastornos ansioso–depresivos.

La falta de reconocimiento de los síntomas del infarto en la mujer provoca retrasos en la búsqueda de tratamiento, y aumenta las secuelas y la tasa de mortalidad.

Al igual que en los hombres, el síntoma más común entre las mujeres al sufrir un infarto es el dolor de pecho o malestar. Pero la diferencia es que, en el caso de las mujeres, existe mayor tendencia a experimentar otros de los síntomas del infarto, concretamente sensación de falta de aire, náuseas, vómitos y dolor localizado en la espalda o mandíbula. Y por esta razón las mujeres muchas veces no le dan la importancia que merece a la situación que están viviendo.

Al igual que en las mujeres, las personas diabéticas y las personas mayores pueden presentar un tipo de dolor diferente, tanto en la intensidad, como en la localización.

¿Cómo podemos diagnosticar un infarto de miocardio?

La prueba más sencilla, evidente y eficaz durante el dolor para diagnosticar el infarto de miocardio es el electrocardiograma. Esta prueba es indolora, detecta alteraciones durante el momento en que el paciente está sufriendo dolor. Posteriormente se utiliza para confirmar o descartar que se ha producido daño en el corazón.

Otras pruebas diagnósticas que se realizan para confirmar un infarto son:

- **Analítica de sangre,** donde se detectará un aumento de las enzimas cardíacas, que son liberadas en el torrente sanguíneo a causa de la necrosis (muerte) de la zona cardíaca que se produce durante el infarto. También se obtienen valores de los niveles de colesterol, glucosa y hormonas tiroideas.

- **Cateterismo cardíaco y coronariografía,** que sirve para determinar el grado de obstrucción y la localización exacta de las lesiones arteriales coronarias que han provocado el infarto.

¿Qué debemos hacer si alguien presenta los signos de un infarto de miocardio?

En el instante en que el paciente presente alguno de los síntomas descritos anteriormente, sobre todo el dolor de forma opresiva en el pecho, se debería avisar inmediatamente a los servicios de emergencias (teléfono 112).

Por lo general, un infarto de miocardio produce dolor localizado en el pecho durante más de 15 minutos. Algunas personas pueden percibir ese dolor como leve, mientras que otras lo perciben como un dolor más intenso.

Se tranquilizará a la persona afectada demostrándole seguridad y que todo está controlado. Deberá estar en reposo absoluto y hay que procurar no moverlo, dejarlo tumbado, estar alerta y, si pierde el conocimiento y no tiene pulso, iniciar maniobras de resucitación, con masaje cardíaco.

Es mucho mejor hacer algo que no hacer nada en absoluto, aunque creas que no tienes los conocimientos y habilidades necesarias. La diferencia entre actuar y no hacer nada puede salvarle la vida a alguien.

Cuando el corazón se detiene, la falta de sangre oxigenada puede causar daño cerebral en solo unos minutos. Una persona puede morir en 8 o 10 minutos o quedar con daños cerebrales severos de por vida.

La reanimación cardiopulmonar (RCP) puede mantener el flujo de sangre oxigenada al cerebro y otros órganos vitales hasta que un tratamiento médico más definitivo pueda restablecer el ritmo cardíaco normal. El electrocardiograma que realizará el personal sanitario que acuda a la emergencia y la evolución del estado del paciente marcarán el tipo de tratamiento que seguir.

¿Cuáles son los tratamientos para un infarto de miocardio?

Al sufrir un infarto de miocardio los tratamientos son:

- Tratamiento farmacológico.
- Tratamiento quirúrgico: cateterismo.

¿Se puede prevenir el riesgo de sufrir un infarto de miocardio?

El riesgo de padecer un infarto puede evitarse siguiendo algunas pautas de vida saludable:

- Llevar una dieta equilibrada, rica en verduras, frutas, legumbres y cereales (dieta mediterránea).
- Evitar las bebidas alcohólicas.
- Dejar de fumar.
- Realizar ejercicio físico aeróbico: caminar, montar en bici, nadar.
- Mantenerse en valores de tensión arterial y glucemia saludables.
- Evitar el sobrepeso y la obesidad.

¿Voy a sufrir un infarto?
Estos síntomas aparecen días antes

El infarto de miocardio es una patología frecuente asociada a diferentes factores de riesgo como hemos visto anteriormente. El tiempo de detección es clave para evitar secuelas a corto y largo plazo. La buena noticia es que hay señales de alerta que pueden prevenirlo a tiempo.

Muchas personas desconocen que existen síntomas previos a un infarto de miocardio que nos pueden alertar de que algo no va bien y adelantarnos.

El síntoma principal que nos debe poner en alerta es la **angina de pecho** (dolor localizado en el pecho, sobre todo desencadenado por los esfuerzos, y que cede con el reposo).

También la disnea (sensación de fatiga y falta de aire al realizar pequeños esfuerzos), el cansancio y la astenia (sensación de falta de energía o vitalidad, mantenida, percibida en reposo, y que se incrementa con el ejercicio).

Hipertensión

La tensión arterial es la fuerza que ejerce la sangre contra las paredes de las arterias, que son los vasos grandes por los que circula la sangre en el organismo. Cuanto más alta es la tensión, más esfuerzo tiene que realizar el corazón para bombear la sangre al resto del cuerpo. Se considera que la persona presenta hipertensión cuando su tensión arterial es demasiado elevada.

Cuando se realiza la toma de la tensión arterial se dan dos valores: el primero es la tensión sistólica (tensión máxima o alta), que corresponde al momento en que el corazón se contrae o late bombeando la sangre al resto del cuerpo. El segundo, que se conoce como tensión diastólica (tensión mínima o baja), representa la presión ejercida sobre los vasos cuando el corazón se relaja entre un latido y otro.

Una de las características de esta enfermedad es que no presenta unos síntomas claros, y estos pueden tardar mucho en tiempo en manifestarse. Sin embargo, es uno de los principales factores de riesgo cardiovascular.

Es una patología tratable, pero si se descontrola puede desencadenar complicaciones graves como infarto de miocardio, insuficiencia cardíaca o ictus.

Según los datos de los últimos estudios de salud realizados en España, en torno al 40 % de la población española es hipertensa, y quizás lo más preocupante es que más de un 37 % de esas personas están sin diagnosticar.

¿Por qué alguien puede ser hipertenso?

No se conocen las causas específicas que provocan la hipertensión arterial, pero sí que se ha relacionado con una serie de factores que suelen estar presentes entre los que la sufren.

Factores no modificables:

» **Factores genéticos.** La predisposición a desarrollar hipertensión arterial está vinculada a que un familiar de primer grado tenga esta patología.

» **Sexo.** Los hombres tienen más predisposición a desarrollar hipertensión arterial que las mujeres, hasta que estas llegan a la edad de la menopausia. A partir de esta etapa la frecuencia en ambos sexos se iguala. Esto es debido a las hormonas femeninas que protegen a la mujer durante la edad fértil, que reducen su riesgo de padecer enfermedades cardiovasculares.

» **Edad y raza.** La edad es otro factor que influye, de manera que tanto la tensión sistólica como la diastólica aumentan con los años.

En cuanto a la raza, los individuos de raza negra tienen el doble de posibilidades de desarrollar hipertensión que los de raza blanca, además de tener un peor pronóstico.

⊞ Factores modificables:

» **Sobrepeso y obesidad.** Las personas con sobrepeso están más expuestas a tener hipertensión que los que presentan un peso dentro de la normalidad. Cuando las personas ya han alcanzado el grado de obesidad en su peso, aumenta la probabilidad entre dos y tres veces de ser hipertensos respecto a las personas con peso dentro de la normalidad.

» **Inactividad física.**

» **Consumo de tabaco y alcohol.**

» **Dieta no equilibrada.** Consumo excesivo de sal en las comidas, dietas ricas en grasas saturadas e ingesta insuficiente de frutas y verduras.

Otras causas:

Existen otras enfermedades o causas que pueden influir en la aparición de la hipertensión arterial, como son:

- Enfermedades renales (las que afectan a los riñones).
- La toma de anticonceptivos orales por parte de las mujeres.
- Fármacos: por ejemplo, con la toma de fármacos anti-inflamatorios no esteroideos (AINE), como el ibuprofeno, el diclofenaco o el naproxeno, por nombrar los más conocidos y habituales, pueden aumentar los valores de la tensión arterial.

- Ciertos tipos de tumores, por ejemplo, los cerebrales.
- Otras sustancias, como el alcohol, la cocaína, la nicotina o el regaliz.

¿Cuáles son los síntomas frecuentes de la hipertensión?

Como ya hemos dicho, la mayoría de las personas hipertensas ignoran que lo son, ya que no suelen padecer síntomas o signos que los pongan en alerta, por lo que se dice de la hipertensión que mata silenciosamente. Es muy importante medirse la tensión arterial periódicamente.

Algunas personas pueden presentar síntomas como:

- Cefaleas matutinas.
- Hemorragias nasales.
- Alteraciones visuales.
- Acúfenos (son sonidos muy molestos que se perciben dentro de los oídos o de la cabeza sin que haya nada externo que los produzca).

La hipertensión grave puede provocar:

- Cansancio.
- Náuseas.
- Vómitos.
- Confusión.
- Ansiedad.
- Dolor torácico.
- Temblores musculares.

¿Cómo podemos saber si somos hipertensos?

La única manera de detectar la hipertensión es recurrir a un profesional sanitario para que mida nuestra tensión arterial. Se trata de un proceso rápido e indoloro que también podremos realizar nosotros mismos con un aparato automático denominado esfingomanómetro, popularmente conocido como tensiómetro.

Para establecer el diagnóstico de hipertensión se han de tomar mediciones en ambos brazos dos días distintos (se tomará el brazo de referencia el que obtenga valores más elevados) y en los resultados obtenidos la tensión sistólica ha de ser superior o igual a 140 mmHg y la diastólica superior o igual a 90 mmHg.

¿Cuáles son las complicaciones de la hipertensión descontrolada?

La hipertensión descontrolada puede endurecer las arterias, con lo que se reducirá el flujo de sangre y de oxígeno que llega al corazón. El aumento de la presión y la reducción de flujo sanguíneo puede causar:

- Dolor torácico.
- Infarto de miocardio.
- Insuficiencia cardíaca (que se produce cuando el corazón no puede bombear suficiente sangre y oxígeno a los otros órganos vitales de nuestro cuerpo).
- Ritmo cardíaco irregular (que puede conllevar la muerte súbita).

- Accidente cerebrovascular (que se produce cuando la hipertensión causa la obstrucción o la rotura de las arterias que llevan la sangre y el oxígeno al cerebro).
- Insuficiencia renal (que se produce al causar daños en las arterias que irrigan los riñones).

¿Cómo podemos tratar la hipertensión?

Para tratar la hipertensión hay dos bloques fundamentales de acciones:

1. **Mejora de los hábitos de vida.**

   - Llevar una dieta saludable, disminuyendo el consumo de calorías, de azúcares y grasas. Y reducir el consumo de sal. Consumir más frutas y verduras.
   - Realizar alguna forma de actividad física con regularidad.
   - No consumir tabaco.
   - Reducir el consumo de alcohol.

2. **Tratamiento farmacológico.** En caso de que los cambios de los hábitos de vida no funcionen, existen los tratamientos farmacológicos. Inicialmente se comienza con un solo fármaco; no obstante, en algunos casos esta medida no es suficiente y se necesita la combinación de dos o tres fármacos para controlar estos valores.

Debido a que la hipertensión es una enfermedad crónica, es fundamental que los pacientes sean constantes con los tratamientos.

Accidente cerebrovascular

Popularmente conocido como **ictus,** también se le llama embolia cerebral o trombosis cerebral (aunque estos dos últimos términos se refieren como veremos más tarde a las distintas causas del ictus).

Un ictus ocurre cuando un vaso sanguíneo que lleva sangre al cerebro se rompe o es taponado por un coágulo de sangre u otra partícula. Debido a esta ruptura o bloqueo, parte del cerebro no consigue el flujo de sangre, oxígeno y glucosa, que necesita. La consecuencia es que las células nerviosas del área del cerebro afectada no pueden funcionar correctamente y mueren transcurridos unos minutos.

El ictus es la segunda causa de muerte más frecuente en España y la primera en el caso de las mujeres. Se producen entre 110 000 y 120 000 ictus al año. De ellos, en torno a 40 000 fallecen.

Es más habitual en hombres que en mujeres, pero mueren más mujeres por ictus que hombres. La razón de que esto ocurra es que el ictus es más grave en las mujeres. Antes de la menopausia, los estrógenos (hormona femenina) tienen un efecto protector en las mujeres frente al daño vascular.

Cabe destacar que, en la mitad de los casos de ictus, los pacientes se recuperan casi al cien por cien o con secuelas mínimas, aunque es la principal causa de discapacidad en las personas adultas. Para que esto ocurra es muy importante detectarlo a tiempo y llamar al 112 (teléfono de emergencias) para que se trate de forma efectiva.

Tanto el ictus como el infarto de miocardio son enfermedades tiempo–dependientes, eso quiere decir que, cuanto antes se detecten, se diagnostiquen y se traten, mejorarán las posibilidades en cuanto a las posibles secuelas y mortalidad. Ambas patologías son una emergencia.

¿Por qué se producen los ictus?

Muchos de los factores que pueden aumentar las posibilidades de padecer riesgo de tener un ictus no se pueden controlar (factores no modificables). Sin embargo, la mayor parte de los factores que aumentan el riesgo de tener un ictus (factores modificables) pueden ser cambiados, tratados o modificados.

Factores no modificables:

» **Edad avanzada.** Pasados los 55 años, cada década vivida dobla el riesgo de padecer un ictus. No obstante, esto no quiere decir que las personas jóvenes no puedan padecerlo.

» **Sexo.** Se producen, más o menos, la misma cantidad de ictus en los dos sexos. Pero cabe destacar que más de la mitad de las personas fallecidas tras sufrir un ictus son mujeres.

» **Herencia familiar y raza.** El riesgo de sufrir un ictus es mayor si alguna persona de la familia lo ha padecido. Los pacientes de raza negra tienen más riesgo de muerte y de padecer discapacidades más grandes que los pacientes de raza blanca, en parte debido a que en esta raza la presión sanguínea elevada tiene más incidencia (como hemos visto en el apartado anterior sobre la hipertensión)

» **Haber sufrido un ictus recientemente.** Una vez sufrido un accidente cerebrovascular, las posibilidades de padecer otro aumentan considerablemente.

» **La estación del año y el clima.** Las muertes por ictus ocurren con más frecuencia con temperaturas extremadamente frías o calurosas.

📇 Factores modificables:

» **Tener hipertensión.** La hipertensión arterial es el factor de riesgo que mejor predice un ictus. Aproximadamente un 70 % de los ictus ocurren a causa de la hipertensión.

» **Fumar.** En los últimos años algunos estudios han demostrado que fumar es un factor importante de riesgo. La nicotina y el monóxido de carbono dañan el sistema cardiovascular de varias formas. Cabe destacar también que el uso de anticonceptivos orales por parte de las mujeres, sumado al tabaquismo, incrementan en gran medida el riesgo de padecerlo.

» **Padecer diabetes *mellitus*.** La diabetes es un factor de riesgo independiente y está relacionada en gran medida con la hipertensión. Los diabéticos suelen tener también el colesterol alto y sobrepeso, lo que aumenta todavía más el riesgo.

» **Sufrir enfermedad de la arteria carótida.** Las arterias carótidas del cuello proveen de sangre al cerebro. Una carótida dañada por la aterosclerosis (afección en la cual una placa compuesta de grasa, colesterol o calcio se endurece y estrecha las arterias, lo que provoca que el flujo de sangre rica en oxígeno sea menor) o la formación de un coágulo de sangre pueden causar un ictus.

» **Sufrir alguna enfermedad cardiaca.** Un corazón enfermo aumenta el riesgo de un ictus. Las personas que padecen problemas cardiacos tienen el doble de posibilidades de tener uno.

» **Número de glóbulos rojos elevado.** Un incremento moderado o importante del número de glóbulos rojos también es un indicador importante de ictus. La razón es que los glóbulos rojos provocan que la sangre se espese, lo que puede provocar coágulos más fácilmente.

» **Consumo de alcohol.** El consumo exceso de alcohol puede aumentar la tensión arterial, aumentar la obesidad, los triglicéridos, el cáncer y otras enfermedades, lo que causa fallos cardíacos y, en consecuencia, puede provocar el ictus.

» **Consumo de ciertos tipos de drogas.** Tomar drogas por vía intravenosa aumenta el riesgo de ictus debido a un émbolo cerebral (cuando el coágulo que bloquea el vaso sanguíneo está formado en otro sitio, por ejemplo, en el corazón). El uso de cocaína también se ha relacionado fuertemente con riesgo de sufrir un ictus, infarto de miocardio… Estos problemas se han dado, incluso, cuando se ha consumido cocaína por primera vez.

¿Cuáles son los tipos de ictus?

Un ictus puede ser:

1. **Ictus isquémico.** Los vasos sanguíneos cerebrales están obstruidos por un coágulo. Este problema se suele producir por la formación de depósitos de grasa en las paredes de los vasos, lo que se denomina ateroesclerosis. Los depósitos de grasa provocan dos tipos de obstrucciones:

   - **Trombosis.** El coágulo que origina la obstrucción se desarrolla en el mismo vaso sanguíneo cerebral.

   - **Embolismo.** El coágulo se desarrolla en otra parte del cuerpo, generalmente en las grandes arterias de la parte superior del pecho y el cuello, o el corazón. Una porción del coágulo se desprende y viaja por el flujo sanguíneo hasta que encuentra un vaso que es más pequeño y lo bloquea.

Los ictus isquémicos son los más frecuentes, comprendiendo un 80 % del total.

Los dos tipos de ictus isquémicos más frecuentes son:

- **Infarto cerebral.** Situación irreversible que lleva a la muerte a las células cerebrales afectadas por la falta de aporte de oxígeno y nutrientes transportados por la sangre. Deja una lesión cerebral permanente.

- **Ataque isquémico transitorio (AIT).** Presenta unos síntomas similares a los de un infarto cerebral, pero es más corto y no muestra las consecuencias propias de un infarto cerebral. En la mayoría de los casos dura menos de dos horas.

2. **Ictus hemorrágico.** El vaso sanguíneo cerebral se rompe, lo que provoca que la sangre irrumpa en el cerebro.

Estos vasos débiles que se rompen son:

- **Aneurismas.** Es una región inflamada o debilitada de un vaso sanguíneo. Si no se trata el problema crece hasta que el vaso se rompe.

- **Malformación arteriovenosa.** Es un grupo de vasos sanguíneos formados de manera anormal. Cualquier de estos vasos se puede romper.

Las hemorragias cerebrales suponen un 15 % de todos los ictus y presentan una tasa de mortalidad del 45 %. Además, la recuperación de los supervivientes no es rápida: solo un 10 % de ellos podrá ser independiente al cabo de un mes, y el 20 % lo será a los seis meses.

Las hemorragias subaracnoideas (sangrado que se produce en la zona comprendida entre el cerebro y los delgados tejidos que lo cubren, que se conoce como espacio subaracnoideo). Son menos frecuentes, solo el 5 % de todos los ictus. Son más comunes entre las personas de 50 y 60 años, especialmente las mujeres. La tasa de mortalidad se encuentra en un 51 %.

¿Cómo se puede diagnosticar un ictus?

Habitualmente el médico puede diagnosticar un ictus por medio de la historia de los hechos y de la exploración física. También se suelen realizar pruebas de imagen como una tomografía computadorizada (TAC) o una resonancia magnética (RM) para confirmar el diagnóstico, aunque tales pruebas solo detectan el ictus cuando han transcurrido unos días. Estas pruebas son también eficaces para determinar si el ictus ha sido causado por una hemorragia o por un tumor cerebral.

El médico trata de establecer la causa exacta del ictus, puesto que es especialmente importante determinar si se ha producido por un coágulo proveniente de otra zona del cuerpo (embolia) o por la obstrucción de un vaso debido a la ateroesclerosis (trombosis).

¿Cuáles son los síntomas de un ictus?

En general, los ictus son de inicio súbito y de rápido desarrollo, y causan una lesión cerebral en minutos (ictus establecido). Con menos frecuencia, un ictus puede ir empeorando a lo largo de las horas, incluso durante uno o dos días, a medida que se va necrosando un área cada vez mayor de tejido cerebral (ictus en evolución).

En función del área del cerebro afectada pueden producirse muchos síntomas diferentes:

- Adormecimiento o debilidad repentina en la cara, el brazo o una pierna, especialmente en uno de los lados del cuerpo.
- Pérdida de la capacidad de andar.
- Confusión repentina, dificultad para hablar o para entender.
- Repentina dificultad para andar, mareo, pérdida de equilibrio o coordinación.
- Problemas repentinos para ver por uno o ambos ojos.
- Dolor de cabeza repentino sin que se conozca la causa.

Cuando el ictus afecta a la región izquierda del cerebro, la parte afectada será la derecha del cuerpo y se podrán dar alguno o todos los síntomas siguientes:

- Parálisis del lado derecho del cuerpo.
- Problemas del habla o del lenguaje.
- Estilo de comportamiento cauto, enlentecido.
- Pérdida de memoria.

Si, por el contrario, la parte afectada es la región derecha del cerebro, será la parte izquierda del cuerpo la que tendrá problemas. Los síntomas son:

- Parálisis del lado izquierdo del cuerpo.
- Problemas en la visión.
- Comportamiento inquisitivo, acelerado.
- Pérdida de memoria.

¿Cómo se puede prever un ictus?

Se recomiendan una serie de hábitos saludables para tratar de evitar sufrir un ictus:

- **Llevar una dieta rica y saludable.** Esta dieta también tiene que tratar de evitar el colesterol LDL (colesterol malo), lo que se consigue reduciendo las grasas saturadas (las que encontramos por ejemplo en los siguientes alimentos: mantequilla, productos con aceite de palma y de coco, el queso y las carnes rojas). De esta forma también evitamos problemas de obesidad, ya que una persona debería mantener su índice de masa corporal por debajo de 25 para reducir el riesgo de sufrir un ictus.

- **Realizar ejercicio físico de forma habitual y moderada.**

- **No fumar.** La exposición de forma pasiva al humo del tabaco también aumenta la probabilidad de sufrir un ictus.

- **Moderar el consumo de alcohol.** El consumo de alcohol no debe superar los 60 gr al día, pero esto no significa que haya que evitarlo a toda costa: aquellas personas con un consumo leve (menos de 12 gr al día) o moderado (entre 12 y 24 gr al día) de alcohol tienen menos probabilidades de sufrir un ictus que aquellas personas que no lo consumen.

- **Llevar un control de la tensión arterial de forma regular.** Para las personas que no hayan sufrido un ictus anteriormente la tensión arterial debería ser inferior a 140 mmHg tensión sistólica (tensión alta) y 90 mmHg en la tensión diastólica (tensión baja). Para las personas diabéticas o personas que ya hayan sufrido un ictus, los valores deberían ser inferiores a 130 mmHg para la tensión sistólica y 80 mmHg para la tensión diastólica.

¿Cuál es el tratamiento del ictus?

El tratamiento es distinto si el ictus es debido al bloqueo de una arteria o a causa de la ruptura de un vaso. En todo caso, hay algunos pasos que hay que seguir para mejorar la supervivencia:

- Reconocer rápidamente los signos y síntomas del ictus, anotando si se puede cuando ocurren por primera vez.
- Activar con rapidez los servicios de emergencia.
- Activación del código ictus, que es el procedimiento de actuación sanitaria prehospitalaria basado en el reconocimiento precoz de los signos y síntomas de un

ictus de probable naturaleza isquémica, con la consiguiente priorización de cuidados y traslado inmediato por parte de los servicios de urgencia a un hospital con unidad de ictus de aquellos pacientes que, por sus condiciones clínicas, puedan beneficiarse de una terapia de reperfusión y de cuidados especiales.

El objetivo de este procedimiento es que el tiempo transcurrido desde el inicio de los síntomas a la llegada a la puerta del hospital no sea superior a dos horas. Cada minuto que pasa, las posibilidades de recuperación se reducen.

- Transporte rápido de emergencia y aviso al hospital.
- Llevar al paciente a la unidad de ictus.
- Recibir el diagnóstico y el tratamiento rápidamente en el hospital para que esté bajo vigilancia intensiva.
- Tratamiento farmacológico con fármacos fibrinolíticos (que disuelven los coágulos que se han formado).
- En ocasiones se debe recurrir a la cirugía para eliminar el coágulo que bloquea alguna de las arterias del cerebro.
- Cuando el ictus ya ha pasado, el tratamiento depende de las incapacidades que le hayan quedado al paciente.

Diabetes *mellitus*

Es una enfermedad crónica que se presenta cuando el páncreas no secreta suficiente insulina, o cuando el organismo no utiliza eficazmente la insulina que produce. La insulina es una hormona que regula la concentración de glucosa en la sangre (glucemia). Permite que la glucosa entre en el organismo y sea transportada al interior de las células, donde se transforma en energía para que funcionen los músculos y los tejidos. Además, ayuda a que las células almacenen la glucosa hasta que su utilización sea necesaria.

Un efecto común en la diabetes no controlada es la hiperglucemia (glucemia elevada), que con el tiempo daña gravemente muchos órganos (corazón, riñón) y sistemas del cuerpo, sobre todo los nervios y los vasos sanguíneos (arterias), por lo que las personas que tienen diabetes y no lo saben o no lo tratan tienen más riesgo de sufrir problemas renales, infartos de miocardio, pérdidas de visión y amputaciones de los miembros inferiores del cuerpo.

¿Hay mucha gente diabética?

Según algunos estudios recientes en España se producen 1057 nuevos casos de diabetes al día. Hay más de 5 millones de diabéticos tipo 2 en España, y unos 2,3 millones de pacientes no saben que son diabéticos.

En el mundo:

- Uno de cada once adultos en el mundo tiene diabetes.
- El 50 % de los adultos con diabetes no están diagnosticados.
- Cada seis segundos muere una persona por diabetes en el mundo, cinco millones de muertes anuales.
- Se calcula que 700 millones de personas tendrán diabetes en el año 2045.

No se conoce la causa exacta de la diabetes. Y como ahora vamos a ver existen varios tipos.

¿Qué tipos de diabetes hay?

- **Diabetes tipo 1.** Denominada también insulinodependiente. Aparece generalmente en niños, aunque también puede iniciarse en adolescentes y adultos. Suele presentarse de forma brusca y muchas veces independientemente de que existan antecedentes familiares de diabetes.

  Se produce una destrucción de las células que producen la insulina en el páncreas por anticuerpos, es decir, el organismo ataca a sus propias células como si fueran extrañas.

- **Diabetes tipo 2.** Denominada también no insulinodependiente. Surge en la edad adulta. Supone un 80-90 % de los casos de diabetes.

Se produce una disminución de la acción de la insulina, de forma que, aunque haya mucha, no puede actuar. Su principal causa es la obesidad.

- **Diabetes gestacional.** Las pacientes que han desarrollado diabetes gestacional son aquellas que no son diabéticas antes del embarazo pero que, durante este, producen unos niveles de azúcar en sangre elevados. Estas pacientes tienen menos riesgos que las que presentan diabetes previa al embarazo, pero también deben controlarse y tratarse.

La diabetes gestacional aumenta el riesgo de diversas complicaciones obstétricas para la madre y el bebé, por eso es de vital importancia diagnosticarla precozmente y tratarla correctamente.

¿Cuáles son los síntomas de la diabetes?

Los síntomas principales de la diabetes son:

- Mucha sed (polidipsia).
- Sensación de tener mucha hambre (polifagia).
- Necesidad de orinar continuamente, incluso de noche (poliuria).
- Pérdida de peso, a pesar de comer mucho.
- Cansancio.
- Visión borrosa.
- Hormigueo o entumecimiento de manos y pies.
- Infecciones fúngicas (hongos) en la piel de forma recurrente.

¿Podemos prevenir la diabetes?

En la actualidad no es posible prevenir la diabetes tipo 1 ya que, como hemos dicho, su causa es un problema autoinmune del cual aún se desconoce cómo se puede evitar.

La diabetes tipo 2, que es la más frecuente, sí se puede prevenir, ya que la causa más importante es la obesidad. Un estilo de vida saludable reduce en un 80 % las posibilidades de tener diabetes tipo 2.

Una vez que se ha diagnosticado la enfermedad, hay que prevenir la aparición de complicaciones micro y macrovasculares. El seguimiento del tratamiento prescrito, así como de las recomendaciones dietéticas y la realización de actividad física, es fundamental para evitar complicaciones como las cardiovasculares, las renales, la retinopatía diabética o el pie diabético.

Además, se aconseja la realización de revisiones periódicas, entre las que destacan las siguientes:

- Fondo del ojo.
- Análisis de la función renal.
- Revisión de los pies.
- Electrocardiograma.
- Medición de la tensión arterial.

¿Cómo se puede diagnosticar la diabetes?

El diagnóstico de la diabetes se realiza midiendo los niveles de glucosa en la sangre. Los valores normales oscilan entre 70 y 100 mg/dl.

Existen cuatro formas de diagnosticar la diabetes:

- Glucemia basal (en ayunas) mayor de 126 mg/dl.
- Hemoglobina glucosilada (mide el nivel promedio de glucosa durante los últimos 3 meses) mayor de 6,5 %.
- Curva de glucemia con 75 g de glucosa mayor de 200 mg/dl.
- Glucemia al azar (en cualquier momento del día) mayor de 200 mg/dl con síntomas típicos.

Todos ellos deben ser confirmados en una segunda ocasión menos el último, que se ratifica por los síntomas.

¿Cuál es el tratamiento de la diabetes?

El tratamiento de la diabetes se basa en tres pilares:

- Dieta.
- Ejercicio físico.
- Medicación.

Tiene como objetivo mantener los niveles de glucosa en sangre dentro de la normalidad para minimizar el riesgo de complicaciones asociadas a la enfermedad.

La insulina es el único tratamiento para la diabetes tipo 1. Hoy en día solo puede administrarse inyectada. Es preciso ajustar la administración de insulina a lo que la persona come, la actividad física que realiza y sus cifras de glucosa, por lo que el paciente debe medirse la glucosa frecuentemente, mediante el uso de los glucómetros (pinchándose en los dedos) o con sensores de glucosa (colocados en los brazos, miden la glucemia de forma continua).

La diabetes tipo 2 tiene un abanico terapéutico más amplio. A diferencia de los pacientes con diabetes tipo 1, no siempre va a ser precisa la administración de insulina. Adoptando un estilo de vida saludable y perdiendo peso, los niveles de glucemia pueden normalizarse. El uso de uno o más fármacos (antidiabéticos orales) que ayuden a que la insulina funcione mejor va a ser la mejor opción de tratamiento.

¿Qué complicaciones pueden tener los pacientes diabéticos?

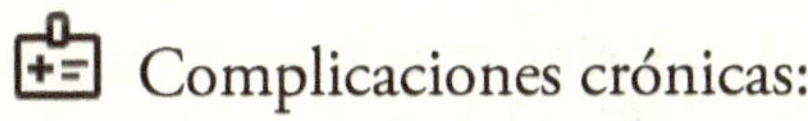 Complicaciones crónicas:

Existe una relación directa entre el cumplimiento del tratamiento y un adecuado control glucémico, que a su vez se relaciona con el riesgo de desarrollar complicaciones crónicas asociadas a la diabetes.

- Los adultos con diabetes tienen un riesgo entre dos y tres veces mayor de sufrir un infarto de miocardio o un ictus.

- Las neuropatías (lesiones en el tejido nervioso) de origen diabético que afectan a los pies, combinadas con la reducción del flujo sanguíneo, elevan la probabilidad de sufrir úlceras e infecciones (pie diabético) que, en última instancia, requieran la amputación de la extremidad.

- La retinopatía diabética, que es una importante causa de ceguera, es una consecuencia del daño de los capilares de la retina acumulado a lo largo del tiempo. Cerca de un millón de personas se han quedado ciegas debido a la diabetes.

- La diabetes es una de las principales causas de la insuficiencia renal.

Complicaciones agudas:

- **Hipoglucemia.** Es una bajada de glucosa en sangre por debajo de 70 mg/dl. La pueden sufrir tanto las personas en tratamiento con insulina como los que usan fármacos antidiabéticos orales. Los síntomas más comunes de la hipoglucemia son: temblor, sudoración fría, palidez, palpitaciones, sensación de hambre, sensación de mareo, alteración del habla, visión borrosa, falta de coordinación. La hipoglucemia aparece por no comer lo suficiente o retrasar el horario de la ingesta, practicar más ejercicio del habitual y equivocarse en la dosis de insulina que se tenía que administrar. Una ingesta importante de alcohol puede favorecerla.

En caso de hipoglucemia, se debe tomar una de las siguientes opciones: un vaso de zumo, un vaso de leche y un sobre de azúcar, dos sobres de azúcar o un vaso o media lata de refresco azucarado.

En caso de hipoglucemia grave con pérdida de consciencia o que tenga un discurso poco coherente (casi inconsciente) no se debe dar nada por la boca. En este caso se debe inyectar glucagón (principalmente en el muslo), esto hará que el nivel de glucemia suba y recupere la consciencia. Toda persona diabética diagnosticada debe tener al menos una inyección de glucagón en la nevera y las personas más allegadas tienen que saber dónde está y como administrarla.

- **Hiperglucemia.** Es un aumento excesivo de la glucemia. Todas las personas con diabetes pueden sufrir una hiperglucemia en cualquier momento. Cuando esto ocurre el paciente puede notar más sed, más ganas de orinar, presentar más hambre aún con pérdida de peso, o no sentir ningún síntoma. La mejor forma de saber si tiene hiperglucemia es midiéndose la glucemia capilar.

La hiperglucemia puede aparecer por tomar o beber alimentos con alto nivel de azúcar (bollería, bebidas azucaradas, helados, etc.). También puede ser por aumentar la ingesta de fruta (rica en fructosa, que es el azúcar de la fruta), harinas y leche. No realizar ejercicio u olvidarse la administración de la insulina también favorecen la hiperglucemia. E incluso una infección (gripe, un flemón de una muela, etc.), desencadena un descontrol metabólico que provoca un aumento de la glucosa en sangre.

Para corregir la hiperglucemia lo más seguro es que será necesario la administración de insulina. También se tendrá que restringir la ingesta de hidratos de carbono. Se tendrá que aumentar el control de la glucemia capilar, para ver si baja. Si la hiperglucemia es debida a una infección se deberá tratar la misma.

Enfermedades respiratorias crónicas

Aquí vamos a ver dos de las principales enfermedades respiratorias crónicas.

EPOC

Es una enfermedad crónica de las vías aéreas. Consiste en una inflamación crónica de la mucosa bronquial que hace que se produzca un moco, que es anómalo, lo que lleva a una obstrucción de las vías aéreas. La consecuencia de ello es que se impide la oxigenación del organismo y de la sangre de forma adecuada.

La dificultad de la movilización del aire y sensación de ahogo se manifiesta, mayoritariamente, durante la realización de alguna actividad física (disnea de esfuerzo). A medida que el EPOC evoluciona, la sensación de ahogo (disnea) se produce con esfuerzos cada vez menores.

En la actualidad no tiene cura y llega a ser incapacitante. Tiene un gran impacto en la calidad de vida de las personas que lo sufren.

La EPOC puede aparecer en forma de dos trastornos diferentes:

- **Enfisema.** Consiste en un ensanchamiento de los alvéolos (pequeños sacos de aire en los pulmones donde se realiza el intercambio de oxígeno y dióxido de carbono entre los pulmones y la sangre durante la respiración) y la destrucción de sus paredes.

- **Bronquitis crónica.** Es la inflamación e irritación de los conductos bronquiales (las vías respiratorias que llevan oxígeno a los alvéolos). Esta irritación causa acumulación de mucosidad.

Ambas enfermedades van muy ligadas y suelen presentarse simultáneamente, o bien una acaba provocando la otra.

¿Hay mucha gente con EPOC en el mundo?

La EPOC afecta aproximadamente a uno de cada diez adultos de más de cuarenta años en el mundo.

Es una de las principales causas de morbilidad (estado de enfermedad, discapacidad o mala salud por cualquier causa) y mortalidad en el mundo.

¿Cuáles son las causas de la EPOC?

La EPOC es la más común de las enfermedades crónicas de los pulmones. Millones de personas la sufren. Es la segunda causa de incapacitación laboral, después de las enfermedades cardíacas.

Los principales afectados son las personas expuestas a los dos factores externos que contribuyen en mayor medida a su desarrollo:

- **Fumar.** La causa más importante de la EPOC es, sin duda alguna, el tabaco (tanto fumadores activos como pasivos). Con el paso de los años, la función pulmonar se pierde más rápidamente es los fumadores.

  Un dato relevante es que entre el 10 % y el 15 % de las personas que fuman desarrollan la enfermedad. Otro dato importante que destacar es que la influencia del tabaco en esta enfermedad no está tan relacionada con el número de cigarrillos que la persona fuma, sino con el tiempo que lleva la persona en contacto con el tabaco.

- **Trabajar en ambientes contaminados** (mineros del carbón, personas que trabajan con cereales, en la industria metalúrgica y otros trabajadores expuestos al polvo).

Es más frecuente entre los hombres que entre las mujeres, y tiene mayor mortalidad en los hombres.

También aparece muy frecuentemente en algunas familias, hecho que hace pensar que podría existir una tendencia hereditaria.

¿Cuáles son los síntomas principales de la EPOC?

Los síntomas más frecuentes de la EPOC son:

- Tos y aumento de la mucosidad, normalmente al levantarse por la mañana.
- Tendencia a sufrir infecciones respiratorias de forma repetitiva.
- El esputo (mucosidad que proviene de las vías respiratorias inferiores) que se produce durante estos episodios de infecciones respiratorias repetitivas con frecuencia se vuelve amarillento o verdoso, debido a la presencia de pus.
- Respiración con sibilancias (sonidos agudos como silbidos que se producen durante la respiración a causa de un bloqueo parcial en las vías respiratorias).
- Sensación de ahogo (disnea) cuando se hace un esfuerzo y, más adelante, ahogo en actividades diarias, como lavarse, vestirse y preparar la comida.
- Un tercio de los pacientes con EPOC experimenta una pérdida de peso importante.
- Hinchazón en las piernas, debida a la insuficiencia cardíaca.

Sin embargo, en estadios tempranos, la EPOC puede no presentar síntomas, por lo que existen miles de pacientes que ignoran estar afectados. Esto se debe a que la aparición de la sintomatología tiende a ser lenta, y se suele aceptar una tos crónica o falta de aire como una parte normal del envejecimiento o una consecuencia esperada de fumar.

¿Cómo podemos diagnosticar la EPOC?

Cuando se hace una exploración física el médico puede no hallar nada anormal, aparte de la respiración sibilante que escucha a través del fonendoscopio.

Una radiografía de tórax también puede dar resultados normales.

Además, a medida que evoluciona la enfermedad, los movimientos del tórax disminuyen durante la respiración y se hace más difícil escuchar los ruidos con el fonendoscopio. Por esta razón, para realizar un diagnóstico correcto se requiere realizar una espirometría, que es un estudio rápido e indoloro. Usando un dispositivo manual llamado espirómetro podemos conocer el funcionamiento de los pulmones, su capacidad y ver si existe alguna dificultad en la entrada o en la salida del aire a través de los bronquios. Solo con esta prueba se puede demostrar la obstrucción o reducción del flujo de aire que presenta una persona que tenga la enfermedad. Según los especialistas, la espirometría se debería realizar a todos los fumadores mayores de 35 años y con síntomas de tener la enfermedad.

¿Cuáles son los tratamientos para la EPOC?

El tratamiento debe ir enfocado en primer lugar a que el paciente abandone el tabaco. Una vez que el paciente lo haya dejado, el especialista podrá pautar la utilización de broncodilatadores inhalados (medicamento que causa que los bronquios y bronquiolos de los pulmones se dilaten, lo cual provoca una disminución en la resistencia aérea y permite así que el flujo de aire entre sin problemas) para mejorar los síntomas y fármacos antiinflamatorios, con el objetivo de disminuir el número de crisis.

El principal problema de los pacientes con EPOC que están en tratamiento con inhaladores es que no siempre hacen bien la técnica, por lo que la medicación muchas veces no llega donde tiene que llegar ni es lo eficaz que debería ser. Por tanto, es importante asegurarse de que el paciente realice correctamente el procedimiento y resolver sus posibles dudas.

En pacientes con la enfermedad más avanzada, en muchos casos se requerirá oxigenoterapia de forma permanente durante varias horas al día o de forma permanente todo el día.

También es importante para estos enfermos estar correctamente vacunados contra la gripe, la neumonía y el covid-19.

Otra cosa muy importante para los enfermos de EPOC es una correcta alimentación correcta y saludable.

Aunque el aire y los alimentos son los dos elementos básicos que necesita todo ser humano para vivir, los pacientes que presentan EPOC los necesitan de forma especial: de la misma manera que deben adoptar medidas específicas para mejorar la calidad del aire que inhalan y tratar de abandonar hábitos y condiciones perjudiciales, también tienen que alimentarse siguiendo una dieta saludable y equilibrada. La razón principal de una correcta nutrición es que un cuerpo bien alimentado contribuye a fortalecer a la persona ante posibles infecciones, además de prevenir otras enfermedades que no harían otra cosa que complicar la EPOC.

Los alimentos aportan la energía necesaria para llevar a cabo incluso el sencillo acto de respirar; una persona enferma de EPOC precisa diez veces más de calorías para hacerlo que una persona sana.

Por tanto:

- Hay que comer alimentos de todos los grupos: frutas, verduras, cereales, lácteos, fibra y proteínas.
- Se debe limitar la ingesta de sal y de bebidas con cafeína.
- Hay que evitar alimentos que provoquen gases o sensación de pesadez.
- La comida principal del día debe hacerse a primera hora para aportar energía al organismo.
- Se debe optar por comidas fáciles de preparar.
- Es necesario no ingerir productos de escaso valor nutritivo.

Asma

Es una enfermedad inflamatoria crónica de las vías respiratorias.

Los bronquios y los bronquiolos (tubos por los que circula el aire hasta llegar a los alveolos) se estrechan, reducen su diámetro, ya que se produce una inflamación de la pared de los bronquios y también una contracción del músculo que rodea la pared bronquial.

Se caracteriza por una obstrucción reversible y ocasional de la vía aérea que, si no se trata adecuadamente, puede llevar a una obstrucción permanente.

Se calcula que hay más de 200 millones de personas con asma en el mundo.

Afecta tanto a niños como a adultos. En España, el 5 % de la población adulta y el 10 % de la población infantil tienen o lo desarrollarán.

¿Qué tipos de asma existen?

Si realizamos la clasificación según cuáles sean los factores desencadenantes, tenemos:

- **Asma alérgica.** Ocurre cuando estamos expuestos a ciertas sustancias alérgicas (alérgenos) que están en el ambiente, como el polen de ciertas plantas, los ácaros del polvo, caspa de la piel de ciertos animales, hongos, etc. Dependiendo del tipo de alérgeno, los síntomas pueden aparecer en determinadas estaciones del año.

- **Asma no alérgica.** Los síntomas pueden aparecer por cambios bruscos de temperatura, infecciones respiratorias o exposición a sustancias irritantes (humo del tabaco, ciertos productos químicos, etc.).

- **Asma inducida por el ejercicio.** Los síntomas aparecen al realizar algún ejercicio físico o al poco tiempo de haber terminado de hacerlo.

- **Asma ocupacional.** Cuando los síntomas aparecen en el lugar de trabajo del paciente, al estar expuesto a alguna sustancia (ciertas resinas plásticas, productos químicos, polvo de la madera, etc.).

¿Cuáles son las causas del asma?

No está claro por qué unas personas tienen asma y otras no. Es probable que se deba a una combinación de factores genéticos y ambientales:

- **Factores genéticos.** Tiene más probabilidades de padecer asma un niño o una niña cuyos padres lo tienen.

- **Factores ambientales.** En la mayoría de los casos, el asma es de causa alérgica. Las personas son expuestas a alérgenos (sustancias del entorno ambiental que generan una reacción alérgica del paciente, por ejemplo, ácaros del polvo, granos de polen, caspa de la piel de los animales, etc.). Al respirar durante un tiempo estas sustancias se produce la inflamación de las vías respiratorias.

Otros factores de riesgo importantes son:

- Relacionados con el embarazo y la etapa posterior al nacimiento: si la madre fuma durante el embarazo y si los padres fuman después del nacimiento; si el bebé es prematuro; si el nacimiento es por cesárea; si la lactancia es mediante fórmula artificial.

- Tabaquismo activo o pasivo.

- Obesidad.

- Padecer rinitis crónica (inflamación persistente de la nariz, acompañada de estornudos, picor de la nariz y mucosidad persistente).

- Vivir en un área urbana grande con polución.

- Enfermedad por reflujo gastroesofágico (afección en la cual los contenidos que ya están en el estómago después de la ingesta son devueltos desde el estómago hacia el esófago o tubo de la deglución, lo que lo irrita y puede causar acidez gástrica).

¿Cuáles son los síntomas del asma?

El asma se presenta de diferente forma en cada persona, tanto en la frecuencia como en la gravedad. Se van alternando períodos de tiempo en los que el paciente no presenta ningún síntoma (asintomático) con otros en los que aparecen de forma brusca y siendo graves como en las crisis asmáticas.

Los principales síntomas que hacen sospechar que padeces asma son:

- **Disnea:** sensación de ahogo o dificultad para respirar. Se hace evidente al hacer ejercicio físico. Pero en caso de una crisis asmática la disnea puede aparecer estando en reposo.

- **Sibilancias:** silbidos, pitidos o ruidos en el pecho, que se producen cuando el aire sale a través de los bronquios estrechados por la inflamación.

- **Opresión en el pecho.**

- **Tos persistente,** que puede ser seca o acompañada de moco. Puede cursar en forma de ataques de tos, especialmente a primeras horas de la mañana o por la noche.

- **Síntomas nasales:** como picor, estornudos y sensación de taponamiento.

Como en todas las enfermedades que hemos visto, y en todas las enfermedades en general, no todos los pacientes con asma presentan todos los síntomas a la vez. Pueden pasar largas temporadas sin ataques de tos persistente nocturnos, o que el único síntoma sean las sibilancias, por ejemplo.

¿Cómo se diagnostica el asma?

El diagnóstico de asma se debe considerar ante los síntomas y signos clínicos sospechosos que presenta el paciente, que hemos visto anteriormente. Se conocen como síntomas-guía y son variables en el tiempo e intensidad, normalmente más habituales de noche o de madrugada. Son provocados por diferentes desencadenantes (alérgenos, infecciones respiratorias, humo del tabaco, ejercicio físico, emociones, etc.). También es importante vigilar si los síntomas se producen más en unas estaciones anuales que en otras. Toda esta información se recoge en la historia clínica, donde aparecen los datos personales y los antecedentes familiares.

En la exploración física, lo más característico van a ser las sibilancias durante la auscultación.

A pesar de todos estos síntomas, es necesario realizar alguna prueba diagnóstica más:

- **Prueba para medir la función respiratoria.** Una espirometría, con el fin de demostrar la obstrucción del flujo aéreo. Una espirometría normal no descarta la presencia de asma (con frecuencia los asmáticos tienen una espirometría normal). Para confirmar el diagnóstico, posteriormente, se realiza otra espirometría, aunque previamente nos habrán administrado un inhalador broncodilatador, que actúa relajando los músculos de las paredes de los bronquios. Se debe observar un mejor resultado en esta segunda prueba.

- **Pruebas de alergia.** Para conocer los alérgenos a los cuales el paciente tiene hipersensibilidad y desencadenan la reacción asmática. Pueden ser:

  - **Pruebas cutáneas.** Se colocan gotas de varias sustancias potencialmente alergénicas (ácaros del polvo, polen, venenos de insectos, alimentos, etc.) en los antebrazos, luego se pincha encima de cada gota de manera que el alérgeno penetre la piel y se espera unos minutos. Una reacción positiva consiste en un habón (bulto que sale en la piel a causa de una alergia o de la picadura de un insecto, y produce mucho picor) rodeado de una zona enrojecida.

  - **Pruebas en sangre.** Se miden los niveles de anticuerpos específicos ante determinados alérgenos.

¿Cómo tratamos el asma?

Hay algunos niños que se curan del asma espontáneamente: tal como se ha iniciado, se termina. Cuando el asma se debe a un alérgeno concreto, que pueda ser eliminado del medio ambiente, por ejemplo, de un producto químico en el trabajo, o la caspa de un animal de compañía, puede influir en la curación del asma. Si no es así, el asma se convierte en una enfermedad crónica.

Existen tratamientos destinados a controlar los síntomas, que permiten de esta forma que los asmáticos puedan realizar una vida casi normal. El objetivo de este tratamiento es lograr y mantener el control de la enfermedad lo antes posible, además de prevenir las exacerbaciones (episodios momentáneos en los síntomas de la enfermedad se acentúan), la obstrucción crónica del flujo aéreo y la mortalidad de los pacientes.

El tratamiento del asma consiste en:

- **Intentar controlar el ambiente del paciente, evitar el contacto con los alérgenos responsables de su asma y evitar factores desencadenantes** (hacer ejercicio de forma intensa, climas fríos, lugares con alta polución o presencia de humo de tabaco en grandes cantidades, etc.).

- **Administración de fármacos.** En la actualidad existen fármacos muy eficientes para controlar los síntomas del asma. Pero cabe destacar que ninguno de ellos es efectivo al cien por cien. Unos medicamentos sirven para relajar la musculatura de los bronquios y otros para reducir la inflamación y la producción de mocos. La administración de los fármacos por vía inhalatoria, mediante los inhaladores (dispositivo portátil, que se introduce en la boca y que sirven para administrar una medicación pulverizada), es la recomendada para el tratamiento del asma, ya que actúan directamente en el pulmón. El principal inconveniente de esta vía es lo difícil que es hacer bien la técnica (se debe tener buena coordinación), sobre todo en niños y en personas mayores. Hay unas cámaras inhalatorias portátiles que solucionan este problema.

- **Vacunas para alérgenos conocidos.** Para los asmáticos debido a la alergia de ciertos elementos (polen de determinadas plantas, ácaros del polvo, pelos de ciertos animales, etc.) existen vacunas específicas, que deben ser administradas por el personal sanitario. Para los pacientes asmáticos es importante también vacunarse anualmente contra la gripe y la neumonía, y actualmente contra el covid-19.

Según la gravedad, la reacción con el tratamiento podemos clasificar el asma como:

- **Asma leve.** Se puede controlar con tratamiento farmacológico y no suele alterar la vida cotidiana del enfermo.

- **Asma moderada.** Requiere tratamiento farmacológico más intenso, y puede interferir en las actividades diarias que hacen los pacientes.

- **Asma grave.** Constituye una de las enfermedades pulmonares más letales. En España, cada año mueren alrededor de mil personas. El asma grave no controlado es una forma potencialmente mortal de la enfermedad. El enfermo experimenta exacerbaciones frecuentes, conocidas como crisis, brotes o ataques, y una limitación considerable de la función pulmonar y de su calidad de vida.

¿Cuándo tenemos que ir a urgencias?

Se debe acudir a urgencias cuando se produce una reacción descontrolada del asma, no cede a la aplicación del tratamiento pautado y muestra los siguientes síntomas:

- Dificultad para respirar, incluso estando en reposo.
- Presentar color azulado en los labios o cara (cianosis).
- Fuerte dolor torácico.
- Pulso acelerado.
- Sudoración abundante.
- Ansiedad, presentar cierta alteración de la lucidez mental.

Una crisis asmática es considerada una urgencia si se acompaña de los síntomas que hemos citado anteriormente.

Si la persona que sufre la crisis asmática pierde la consciencia o está muy mal, se deberá llamar al 112 con el objetivo de activar los servicios necesarios para solventar de la mejor forma posible la urgencia.

Cáncer

¿Qué es el cáncer? Es una alteración biológica y genética de las células que componen los tejidos de nuestros órganos.

El cuerpo está compuesto de muchos tipos de células diferentes. Estas células crecen y se dividen para producir nuevas células conforme el cuerpo las necesita. Cuando las células envejecen, mueren y estas son reemplazadas por células nuevas. Pero a veces este proceso ordenado de división de células se descontrola y células nuevas se siguen formando cuando el cuerpo no las necesita. Cuando esto pasa, las células viejas no mueren cuando deberían morir.

El cáncer es una enfermedad causada por el crecimiento descontrolado de las células, que modifican su forma, su tamaño y otras características. Estas células que no son necesarias pueden formar una masa de tejido (tumor, nódulo o neoplasia).

No todos los tumores son cancerosos. Los tumores pueden ser:

» **Tumores benignos** (no cancerosos):

- Rara vez ponen en peligro la vida del paciente.

- Generalmente se pueden operar, y no suelen volver a crecer.
- Las células de estos tumores no invaden tejidos próximos ni se diseminan a otras partes del cuerpo.

» **Tumores malignos** (cancerosos):

- Generalmente son más graves, pueden poner la vida del paciente en peligro.
- Pueden extirparse o tratarse, pero pueden volver a crecer.
- Las células pueden invadir y dañar tejidos y órganos cercanos.
- Las células de estos tumores pueden diseminarse (metástasis) a otras partes del cuerpo.

El cáncer afectará a uno de cada tres hombres y a una de cada cuatro mujeres a lo largo de la vida.

Cada año se diagnostican en España 20 000 casos de cáncer de pulmón, 26 000 de cáncer de mama y 25 000 de cáncer de colon. A pesar de los progresos de la medicina, y de los esfuerzos de prevención y detección precoz de la enfermedad, las estimaciones globales son que cada vez habrá más casos de cáncer en el mundo.

Las causas de este aumento de casos son diversas:

- Aumento de la población a nivel mundial.
- Aumento de la esperanza de vida.
- Cambios de estilos de vida.

¿Cuáles son los síntomas del cáncer?

Las afecciones cancerígenas, en su inicio, no cursan con dolor. Sin embargo, un diagnóstico a tiempo puede evitar su desarrollo. Los síntomas que vamos a ver a continuación pueden deberse a cualquier otra enfermedad, pero también al cáncer. Si sufre alguno de ellos, acude a tu médico de cabecera para que te valore:

- Un engrosamiento o bulto en cualquier parte del cuerpo.
- La aparición de un lunar nuevo o cambio en el aspecto de alguno que ya tenga.
- Una llaga que no cura.
- Ronquera o tos que no cesa.
- Cambios en tus hábitos urinarios o intestinales.
- Malestar después de las comidas.
- Dificultad para tragar alimentos.
- Aumento o pérdida de peso sin razón conocida.
- Sangrado o secreción inusual de cualquier parte del cuerpo.
- Debilidad o cansancio.

¿Cuál es la causa del cáncer?

El cáncer es causado por cambios en los genes que controlan el crecimiento y la muerte normal de las células.

Ciertos estilos de vida y factores ambientales pueden convertir algunos genes normales en genes que permiten el crecimiento de las células cancerosas.

Muchos cambios genéticos que conducen al cáncer son debidos a:

- El consumo de tabaco.
- La dieta.
- La exposición a los rayos ultravioleta del sol.
- La exposición a carcinógenos (sustancias que causan cáncer) en el lugar de trabajo o en el ambiente.

Según datos de la Asociación Española Contra el Cáncer, entre el 75 y 80 % de las afecciones cancerígenas tienen su causa en agentes externos que alteran el organismo. Suelen ser hábitos de vida que pueden modificarse (fumar, dieta, alcohol, exposición al sol). El 20–25 % restante se cree que son debidas a mutaciones espontáneas de los genes o a la acción de agentes carcinógenos.

Algunas alteraciones genéticas son heredadas (de la madre, del padre o de ambos). Sin embargo, haber heredado una alteración en un gen no siempre significa que la persona se verá afectada por el cáncer, solo que las posibilidades de padecerlo son mayores.

El cáncer no es contagioso.

¿Qué tipos de cáncer hay?

Hay más de cien tipos. En general, llevan el nombre de los órganos o tejidos donde se origina. Por ejemplo, el de pulmón se inicia en el pulmón.

Según las células específicas donde comienza el cáncer, tenemos:

- **Carcinoma.** Es el tipo más común de cáncer (el 80 % de la totalidad de los cánceres). Se origina a partir de las células epiteliales, que son las células que tapizan la superficie de los órganos, las glándulas o las estructuras corporales.

  Cáncer de pulmón, mama, colon, próstata, páncreas y estómago.

- **Sarcoma.** Es un cáncer que se forma en el hueso, músculo, tejido graso, vasos sanguíneos, vasos linfáticos, tendones, ligamentos.

- **Leucemia.** Es un cáncer que se origina en la médula ósea, que es el tejido encargado de mantener la producción de glóbulos rojos, glóbulos blancos y plaquetas. Las alteraciones en estas células pueden producir anemia (glóbulos rojos afectados), infecciones (glóbulos blancos) y alteraciones de la coagulación (plaquetas), como pueden ser sangrados o trombosis.

- **Linfoma.** Se desarrolla a partir del tejido linfático, como el que hay en los ganglios y órganos linfáticos.

¿Puede prevenirse el cáncer?

Aunque no existe alguna forma garantizada de prevención, la gente puede reducir las posibilidades de padecerlo si:

- Evita fumar.
- Sigue una alimentación saludable, comiendo alimentos con menos grasa, más verduras, frutas, granos integrales, etc.
- Hace ejercicio con regularidad y mantiene un peso saludable.
- Evita los rayos dañinos del sol, usa protector solar y ropa que protege la piel.
- Evita la ingesta de alcohol.
- Se vacuna contra ciertos virus existentes, que pueden conllevar la aparición de un cáncer si no se ponen. Por ejemplo, la vacuna del virus del papiloma humano para evitar el cáncer de cérvix en las mujeres.
- Sabe identificar de manera precoz algunas afecciones precancerosas, gracias a los programas de cribado de ciertos cánceres.

¿Qué son los programas de detección precoz o cribado del cáncer?

El cribado del cáncer pretende identificar lo antes posible lesiones o tumores potencialmente agresivos antes de que se manifiesten de forma clínica. El objetivo principal es detectar el cáncer en las fases iniciales, antes de que aparezcan los síntomas, y que es más fácil tratarlo y curarlo.

Los programas de cribado se aplican al cáncer de mama, al de cuello uterino y al cáncer colorrectal, ya que la evidencia científica ha demostrado que si se detectan de forma temprana se puede reducir la mortalidad.

Los médicos rara vez pueden explicar por qué una persona padece cáncer y otra no. Según las investigaciones realizadas hasta ahora, existen ciertos factores de riesgo que aumentan las probabilidades de padecerlo. Muchos de estos factores de riesgo se pueden evitar, otros, como vamos a ver más adelante (y ya hemos visto en otras patologías anteriores en este libro), no pueden evitarse.

Antes de nada, también cabe destacar ciertas cuestiones que debemos tener en cuenta:

- No todo produce cáncer.
- El cáncer no es causado por una lesión, golpe o magulladura.
- El cáncer no es contagioso. Aunque la infección causada por ciertos virus o bacterias puede aumentar el riesgo de padecer ciertos tipos de tumores, a nadie se le pega el cáncer de otra persona.
- El tener uno o más factores de riesgo no significa que vayas a sufrirlo. La mayoría de la gente tiene varios factores de riesgo y no padecerán cáncer a lo largo de sus vidas.
- Algunas personas son más sensibles que otras a los factores de riesgo conocidos.

¿Cuáles son los factores de riesgo más importantes?

- **Edad.** El factor de riesgo más importante del cáncer es el envejecimiento. La mayoría de los tumores ocurren después de los 65 años. Aunque personas de todas las edades, incluyendo los niños, también pueden padecerlo.

  En España el diagnóstico de cáncer es diez veces mayor en las personas mayores de 65 años. Por otra parte, el 55 % de todos los nuevos diagnósticos de cáncer se realizan en mayores de 65 años y un 27 % en las personas mayores de 75 años.

- **Tabaco.** El tabaco mata a unos cinco millones de personas en el mundo cada año. En España 55 000 muertes anuales se asocian al tabaco. La mitad de las muertes debidas al tabaco se producen entre los 35 y los 69 años, lo que significa una pérdida de 20 a 25 años con respecto a la expectativa de vida de los no fumadores. Se ha estimado una relación entre el número de cigarrillos consumidos diariamente y el riesgo de padecer cáncer, con la consiguiente disminución en la expectativa de vida.

  Como hemos visto anteriormente en las otras enfermedades recogidas en este libro, el consumo del tabaco está relacionado con el desarrollo de enfermedades no cancerosas (infarto de miocardio, EPOC, etc.).

En los países desarrollados, entre un 25-30% de todas las muertes en personas con edades comprendidas entre los 35 y 69 años pueden atribuirse y relacionarse con el tabaco.

El humo del tabaco es especialmente dañino para los niños. Fumar durante el embarazo aumenta el riesgo de muerte fetal y de que el niño sufra alteraciones durante su desarrollo. Tras el nacimiento, si al menos uno de los padres fuma, se incrementa el riesgo de muerte súbita del lactante y de que el niño padezca enfermedades respiratorias.

Es bueno dejar de fumar incluso en las personas que han fumado durante muchos años. Dejar de fumar reduce el riesgo independientemente de la edad a la que se abandone el hábito.

- **Radiación ultravioleta.** Proviene del sol y de las lámparas y camas solares. Causan envejecimiento y daño en la piel, lo que puede provocar cáncer. Por tanto, es muy importante evitar la exposición excesiva al sol.

  Es especialmente importante proteger a los niños y adolescentes. Las personas que tienen tendencia a sufrir quemaduras deben protegerse del sol durante toda la vida.

- **Productos químicos.** Algunas personas tienen un riesgo mayor de cáncer debido al trabajo que realizan (pintores, trabajadores de la construcción, trabajadores de la industria química). Muchos estudios han demostrado que la exposición al asbesto, al benceno, a la bencidina, al cadmio, al níquel y al cloruro de vinilo en el trabajo puede causar cáncer.

- **Virus y bacterias.** La infección causada por algunos virus o bacterias puede aumentar el riesgo de padecer algún cáncer.

  - **Virus del papiloma humano (VPH).** Es la causa principal del cáncer de Cervix (cáncer del cuello de útero). También puede ser un factor de riesgo para otros tipos de cáncer.

  - **Virus de hepatitis B y hepatitis C.** El cáncer de hígado puede aparecer después de varios años de infección de alguno de estos virus.

  - **Virus de la inmunodeficiencia humana (VIH).** El VIH causa el SIDA (síndrome de inmunodeficiencia adquirida). Las personas que tienen la infección de VIH tienen un mayor riesgo de padecer cáncer del tipo linfoma o un tumor muy poco frecuente llamado sarcoma de Kaposi.

  - **Virus de Epstein-Barr.** La infección de este virus se asocia con un mayor riesgo de linfoma.

  - ***Helicobacter pylori.*** Es una bacteria que puede causar úlceras de estómago. De forma rara puede causar cáncer de estómago y linfoma.

- **Hormonas.** Los médicos pueden recomendar hormonas (estrógenos y progesterona) para aliviar algunos problemas que suelen aparecer durante la menopausia, como:

  – Los sofocos.
  – Los calores.
  – Los bochornos.
  – La sequedad vaginal.
  – La osteoporosis.

  Sin embargo, algunos estudios han demostrado que la terapia hormonal en la menopausia puede causar efectos secundarios graves. Las hormonas pueden aumentar el riesgo de cáncer de mama, infartos de miocardio, ictus o trombosis. Toda mujer que valore recibir terapia hormonal sustitutiva para la menopausia deberá valorar con su médico los posibles riesgos o beneficios que aporte.

- **Antecedentes familiares.** La mayoría de los cánceres aparecen debido a cambios (mutaciones) en los genes. Una célula normal puede convertirse en una célula cancerosa después de que ocurran una serie de cambios en los genes.

  Como hemos visto, el consumo de tabaco, algunos virus u otros factores relacionados con el estilo de vida de una persona, o con el medio ambiente, pueden causar estos cambios en algunos tipos de células.

Algún riesgo o posibilidad de padecer cáncer pasa de padres a hijos. Estos cambios están presentes en todas las células del cuerpo desde el nacimiento.

Es raro que el cáncer sea hereditario en una familia. Sin embargo, ciertos tumores malignos ocurren con más frecuencia en una familia que en el resto de la población. Por ejemplo, los cánceres de mama, ovario, colon, próstata y melanoma a veces se presentan con mayor frecuencia en algunas familias. Si se producen varios casos de un mismo tipo de cáncer o tumor en una familia, es posible que existan cambios genéticos hereditarios, lo cual puede aumentar la posibilidad de padecer cáncer. Sin embargo, es posible que también estén involucrados factores del medio ambiente. La mayoría de las veces, los casos múltiples de cáncer en una misma familia son simplemente una cuestión de coincidencia.

Si cualquiera de nosotros piensa que existe un patrón de algún tipo de cáncer en nuestra familia, lo deberíamos consultar con nuestro médico. El médico puede sugerir formas o hábitos de vida para tratar de reducir nuestro riesgo de padecer cáncer, o puede valorar en función del número de casos y grado de consanguinidad, remitirnos a una unidad de consejo genético.

- **Alcohol.** Si bebe alcohol, ya sea vino, cerveza o bebidas de alta graduación, modere el consumo a un máximo de dos consumiciones o unidades diarias, si es hombre, o a una, si es mujer. Existen evidencias de que el consumo de alcohol aumenta el riesgo de padecer cáncer de la cavidad oral, de faringe, de laringe, de esófago, de hígado, colorrectal y de mama. El riesgo aumenta con la cantidad de alcohol ingerido. El consumo simultáneo de alcohol y tabaco acrecienta notablemente el riesgo de cáncer de las vías respiratorias y cáncer del tracto digestivo superior.

Las personas que fuman y beben aumentan entre diez y cien veces más el riesgo de padecer un cáncer si lo comparamos con personas que no lo hacen.

- **Dieta no equilibrada, falta de ejercicio físico y obesidad.** Las personas que tienen una dieta inadecuada, que no realizan suficiente actividad física o que están con exceso de peso pueden tener un mayor riesgo de padecer varios tipos de cánceres. Algunos estudios verifican que las personas que tienen una dieta rica en grasas tienen mayor riesgo de padecer cáncer de colon, de útero y de próstata. Es conveniente seguir la dieta mediterránea, que es muy rica en frutas, verduras y hortalizas. También es importante el aceite de oliva virgen, que tiene un efecto protector global que disminuye la aparición de muchos cánceres de forma significativa.

La falta de ejercicio físico junto a un exceso de peso son factores de riesgo para el cáncer de mama, de colon, de esófago, de riñón y de útero.

¿Cómo se puede tratar un cáncer?

El cáncer puede tratarse con cirugía, radioterapia, quimioterapia, terapia hormonal o con terapia biológica.

Los tratamientos del cáncer pueden ser locales. Se basan en destruir las células cancerígenas en un área específica del cuerpo (por ejemplo, la cirugía y la radioterapia son tratamientos locales), o pueden ser sistémicos, cuando se utilizan para destruir las células cancerígenas en cualquier parte del cuerpo (por ejemplo, la quimioterapia y la terapia hormonal).

El médico especialista (oncólogo) puede usar un tipo de tratamiento o una combinación de varios. Eso dependerá del tipo y ubicación del tumor, de la extensión de la enfermedad, de la edad y del estado general del paciente, y de otros factores asociados.

Puesto que el tratamiento del cáncer puede dañar también células y tejidos sanos, con frecuencia se producen efectos secundarios (efectos no deseados, generalmente desagradables, causados por un medicamento, tratamiento…). Para algunos pacientes pueden llegar a ser más importantes los efectos secundarios del tratamiento que la enfermedad en sí.

Los pacientes y sus médicos deben valorar las opciones de tratamiento que hay, y comparar los beneficios probables del tratamiento al destruir las células tumorales y los riesgos de los posibles efectos secundarios.

Vamos a ver ahora los diferentes tipos de tratamientos que existen:

- **Cirugía.** Es un procedimiento para extirpar (seccionar o cortar mediante cirugía un órgano o una parte enferma del cuerpo) el tumor maligno. Los efectos secundarios de la cirugía dependen de muchos factores: del tamaño y localización del tumor, del tipo de operación realizada y del estado de salud general del paciente.

- **Radioterapia.** Emplea radiaciones, generalmente rayos x o electrones de alta energía, para destruir las células cancerosas en un área determinada o localizada. La radiación puede administrarse de forma externa, por medio de una máquina que dirige y apunta la radiación al área del tumor. No es dolorosa y el tratamiento suele administrarse una vez al día durante varias semanas.

  También se puede administrar radiación interna, introduciendo pequeñas cantidades de material radiactivo en el tejido donde se ha detectado el cáncer, mediante una intervención quirúrgica. El material puede estar de forma temporal o permanente en nuestro cuerpo. Esta técnica permite la distribución de dosis más altas de radiación durante un periodo más breve de tiempo.

  Los efectos secundarios normalmente son temporales y la mayoría pueden ser tratados y controlados.

Cabe destacar que no hay riesgo de exposición a la radiación al tener contacto con un paciente que está recibiendo radioterapia externa. Sin embargo, con la radiación interna, el paciente puede necesitar quedarse en el hospital, separado de otras personas, mientras el nivel de radiación es más elevado.

- **Quimioterapia.** Es el uso de fármacos para destruir células cancerosas en todo el cuerpo. Las células sanas también pueden ser dañadas. El oncólogo puede usar un solo fármaco, o una combinación de varios fármacos.

  Los efectos secundarios de la quimioterapia dependerán principalmente del tipo de fármacos y la dosis que recibe el paciente en cada sesión. La alopecia (pérdida de pelo) es un efecto secundario común en la quimioterapia, aunque no todos los fármacos usados en la quimioterapia contra el cáncer cursan con alopecia. Los fármacos anticancerosos pueden causar también: cansancio temporal (astenia), pérdida del apetito, náuseas y vómitos, diarrea o aparición de llagas en los labios y la boca.

  Las células normales, generalmente, se recuperan cuando la quimioterapia termina.

- **Terapia hormonal.** Se usa para tratar ciertos tipos de cánceres que dependen de hormonas para su crecimiento, impidiendo que utilicen estas hormonas para crecer.

Este tratamiento puede incluir el uso de fármacos que detienen la producción de ciertas hormonas, o que cambian la forma del funcionamiento de las hormonas.

Otro tipo de terapia hormonal es la cirugía para extirpar los órganos que producen hormonas. Por ejemplo, los ovarios pueden ser extirpados para tratar el cáncer de mama, o los testículos pueden ser extirpados para tratar el cáncer de próstata (aunque estas técnicas resultan actualmente raras ya que existen fármacos que obtienen los mismos resultados).

La terapia hormonal también puede causar efectos secundarios. Los pacientes pueden sentir cansancio, retener líquidos, aumentar de peso, tener sofocos, náuseas y vómitos, cambios de humor, y en algunos casos favorece la trombosis. Puede causar también osteoporosis en mujeres premenopáusicas. Dependiendo del tipo de terapia hormonal usada, estos efectos secundarios pueden ser temporales, durar mucho tiempo o ser permanentes.

- **Terapia biológica.** Esta terapia utiliza directa o indirectamente el sistema inmune del cuerpo para combatir la enfermedad y, puede disminuir algunos de los efectos secundarios del tratamiento del cáncer.

Los efectos secundarios causados por la terapia biológica varían con el tratamiento específico utilizado. En general, estos tratamientos tienden a causar síntomas parecidos a los de la gripe, como escalofríos, fiebre, dolor muscular, debilidad, pérdida del apetito, náuseas, vómitos y diarrea. Los pacientes también pueden sangrar o presentar hematomas con facilidad, tener erupciones o inflamación de la piel. Estos efectos pueden llegar a ser graves, pero desaparecen cuando termina el tratamiento.

Tipos de cánceres y localizaciones más frecuentes

Cáncer de pulmón

Si bien el tabaco es la causa principal, cualquier persona puede desarrollar cáncer de pulmón. Este siempre es tratable, independientemente del tamaño, la localización y el grado de diseminación (expansión y distribución del cáncer por el organismo). No obstante, el resultado a largo plazo no es demasiado favorable cuando el estado del cáncer está más avanzado.

El proceso del cáncer de pulmón es similar al de otros tipos de cáncer. La célula normal que se transforma en célula tumoral se encuentra en el epitelio (tejido formado por varias capas de células unidas entre sí que recubren los órganos huecos y las glándulas de nuestro cuerpo. También se refiere a aquellas células que conforman la superficie exterior del cuerpo) que reviste todo el árbol respiratorio desde la tráquea hasta el bronquiolo terminal más fino, y las células que se encuentran en los alveolos pulmonares.

Causas

No se conocen las causas exactas del cáncer de pulmón. La investigación muestra que algunas personas con ciertos factores de riesgo tienen más probabilidad de padecerlo. En cualquier caso, el tabaco es el desencadenante más importante: el 90–95 % de los casos se dan en fumadores.

El humo del tabaco perjudica a las células pulmonares y les provoca un crecimiento anormal. El riesgo de padecer cáncer debido al tabaco aumenta en las personas que fuman mucho o lo hacen durante mucho tiempo. La exposición regular al humo de los cigarrillos, puros o pipas, el llamado humo ambiental (procedente de la contaminación ambiental) también aumenta el riesgo de padecer cáncer de pulmón, aunque la persona expuesta no fume.

Las personas que, en su actividad laboral, están expuestas a sustancias como el asbesto (amianto), el arsénico, el cromo, el níquel, el radón, etc., tienen mayor riesgo de padecer este cáncer. Este riesgo aumenta a lo largo de los años de exposición continuada y aún es mayor en los fumadores. Los equipos de protección respiratorios reducen ese riesgo.

Las personas que fuman marihuana, ya que los cigarrillos de marihuana contienen más alquitrán que los cigarrillos de tabaco. Además, en los cigarrillos de marihuana el humo se inhala más profundamente y se retiene en los pulmones durante más tiempo.

Las personas cuyo padre, madre, hermano o hermana han tenido cáncer de pulmón pueden tener un riesgo ligeramente más alto, especialmente si fuman.

Las personas que ya lo han tenido tienen mayor riesgo de padecer un segundo tumor pulmonar.

El riesgo aumenta con la edad.

Los pacientes que han sufrido tuberculosis o algunos tipos de neumonía tienen más riesgo por las cicatrices que dejan estas enfermedades en los pulmones.

Las personas que no reciben suficiente vitamina A tienen un mayor riesgo de desarrollar cáncer de pulmón. Por otra parte, tomar demasiada vitamina A también puede aumentar el riesgo de padecerlo.

Síntomas

El cáncer de pulmón en fase inicial no produce síntomas. Más tarde los síntomas más frecuentes son:

- Tos.
- Dificultad respiratoria.
- Dolor torácico.
- Tos acompañada con sangre.
- Voz ronca.
- Infecciones pulmonares frecuentes.
- Sensación de cansancio.
- Adelgazamiento sin causa aparente.

Debemos tener en cuenta que estos síntomas también pueden ser causados por otros problemas de salud. Cuando aparezcan deben consultarse al médico para que haga el diagnóstico lo antes posible.

Otros síntomas pueden venir derivados de las posibles metástasis (invasión a distancia en otras localizaciones del cuerpo), que pueden estar localizadas en los ganglios linfáticos, los huesos, el cerebro, el hígado y las glándulas suprarrenales.

Diagnóstico

En primer lugar, se elabora la historia clínica del paciente con los antecedentes médicos personales y familiares, así como los síntomas actuales. También se realiza una exploración física inicial. Una radiografía de tórax permite identificar si hay tumores o fluidos anormales en los pulmones.

Con una tomografía computarizada (TAC) es posible visualizar partes internas del cuerpo en tres dimensiones. En ocasiones, se inyecta en la vena un contraste, una sustancia que permite una tinción especial para visualizar algunos detalles específicos. Esta prueba puede detectar si hay un tumor, un fluido anormal o inflamación de los ganglios.

Una resonancia magnética es otra prueba que genera imágenes del interior del cuerpo. Utiliza campos magnéticos en lugar de rayos x y está indicada para visualizar tejidos específicos como la médula ósea, el cerebro o la médula espinal. En el cáncer de pulmón se utiliza para ver si se ha diseminado al cerebro o a la médula espinal.

El análisis directo de muestras de células o tejido permite dar un diagnóstico definitivo. Se identifica el tipo de tumor y sus características. Para obtener las muestras se pueden utilizar una o varias de las pruebas siguientes:

- **Estudio citológico del esputo.** Tras expulsarlo al escupir, se recoge el esputo (fluido mucoso de origen pulmonar) para analizarlo.

- **Toracocentesis.** Prueba que consiste en la introducción de una aguja fina en el tórax hasta llegar al líquido pleural (líquido que se encuentra entre las dos capas que forman la pleura, que es una membrana que cubre los pulmones y recubre la cavidad torácica). Mediante una jeringa, se aspira una pequeña cantidad de líquido y se analiza.

- **Broncoscopia.** Prueba en la cual se introduce un tubo fino y flexible a través de la boca o nariz hasta los pulmones, lo que permite visualizar todo el tramo que al aire recorre y extraer una muestra de tejido pulmonar para ver si se observa alguna anomalía.

- **Toracoscopia.** Prueba que nos permite la visualización directa de los pulmones y de los tejidos cercanos. Se realizan unas pequeñas incisiones en el tórax, a través de las cuales se introduce un tubo estrecho con luz. En el caso de detectarse zonas anormales, se saca una muestra del tejido para analizarla.

- **Toracotomía.** Es una intervención quirúrgica mediante la cual se realiza una incisión a lo largo de la zona media del tórax y se extirpan los tejidos o ganglios linfáticos para analizarlos.

También se realizan análisis de sangre que detectan si el cáncer se ha diseminado a los huesos o el hígado, ya que se detectan la presencia anormal de ciertas sustancias.

Tipos

Según la apariencia de las células al ser examinadas a través del microscopio, los cánceres de pulmón pueden dividirse en dos tipos:

- **De células no pequeñas:** este tipo se desarrolla en personas fumadoras, exfumadoras, fumadoras pasivas o personas que han estado expuestas al radón.
- **De células pequeñas:** solo se desarrolla en fumadores y exfumadores.

Evolución del cáncer: estadificación por estadios

La determinación del estadio es una manera de describir la extensión del cáncer, teniendo en cuenta dónde está ubicado y adónde se ha diseminado, y si está afectando las funciones de otros órganos del cuerpo.

El conocimiento del estadio es fundamental para que el médico decida cuál es el mejor tratamiento y puede ayudar a predecir el pronóstico del paciente. En general, un estadio más bajo se asocia a mejores resultados clínicos. Sin embargo, ningún médico puede predecir cuánto vivirá un paciente con cáncer de pulmón en función solamente del estadio de la enfermedad, porque este tipo de cáncer es diferente en cada persona, y las respuestas individuales a los tratamientos son diferentes.

El estadio de un cáncer de pulmón de células no pequeñas se describe mediante un número del 1 a 4:

- **Estadios 1 y 2.** El cáncer de pulmón de células no pequeñas en estos estadios tiene un tamaño y una localización que permite que un cirujano lo pueda extirpar completamente. El cáncer en estadio 1 no se ha diseminado a ningún ganglio linfático. El cáncer en estadio 2 puede haber invadido los ganglios linfáticos, pero están muy próximos y forman parte del pulmón.

- **Estadio 3.** En este estadio es difícil e incluso imposible extirpar a veces.

- **Estadio 4.** Es el estadio en el cual el cáncer está diseminado a diferentes partes del pulmón, o a lugares diferentes y distantes del cuerpo al haberse repartido a través del torrente sanguíneo. Tiene tendencia a diseminarse al cerebro, el hígado, los huesos y las glándulas suprarrenales.

Determinación del estadio en el cáncer de pulmón de células pequeñas: casi todos los cánceres de pulmón de células pequeñas ya se han diseminado fuera del pulmón cuando son diagnosticados, por esta razón pocos pacientes son candidatos a la cirugía y todos reciben tratamiento con quimioterapia.

Tratamiento del cáncer del pulmón

Las opciones de tratamiento del cáncer de pulmón dependerán del tipo, del estadio y del estado de salud específico de cada individuo.

Los tratamientos existentes son:

- **Cirugía.** Dependiendo del estadio del cáncer, consiste en la extirpación del tumor, parte del tejido sano de alrededor y de algunos de los ganglios linfáticos más cercanos. Puede ser una neumonectomía (se extirpa todo el pulmón) o una lobectomía (cuando se extirpa uno o varios de los lóbulos que forman el pulmón).

- **Quimioterapia.** Se aplica como tratamiento principal del cáncer de pulmón o en combinación con los otros tratamientos. El tratamiento de quimioterapia combina varios medicamentos que se administran vía endovenosa (administrados en vena) o vía oral.

- **Radioterapia.** Puede administrarse antes o después de la cirugía, o de forma combinada con la quimioterapia. No está indicada para tratar amplias zonas del pulmón, ya que además de tratar la zona del tumor puede afectar al tejido sano de alrededor.

- **Tratamientos biológicos.** Se administra en casos concretos de cáncer de pulmón de células no pequeñas que se ha diseminado. Se utilizan anticuerpos monoclonales que se adhieren a las células cancerígenas e interfieren en su crecimiento y diseminación.

Recientemente, a finales de mayo del 2022, se ha publicado un estudio donde se especifican los avances obtenidos con un nuevo tratamiento, que es seis veces más efectivo que la quimioterapia actual.

Cualquier tratamiento aplicado para el cáncer de pulmón ocasionará diferentes efectos secundarios. Muchos de estos son temporales y se pueden controlar, pero otros precisan de tratamiento específico para mitigarlos, y otros pueden ser permanentes.

 El 17 de noviembre se celebra el Día Mundial de la Lucha contra el Cáncer de Pulmón.

Cáncer colorrectal

El cáncer colorrectal es un crecimiento descontrolado de las células del colon o del recto. La mayoría de estos cánceres comienzan como un crecimiento en el revestimiento interno del colon o del recto, que se conoce como pólipo. Algunos pólipos pueden convertirse en cancerígenos, pero no todos los pólipos se convierten en cáncer.

Es un proceso que, por lo general, se desarrolla lentamente. Es uno de los cánceres más comunes en todo el mundo y también uno de los más fáciles de diagnosticar. Además, las tasas de curación son elevadas si se detecta de forma precoz.

Este cáncer representa la segunda causa de muerte por cáncer en España. Es el tumor maligno más frecuente, cuando hablamos de forma conjunta de ambos sexos.

Según el informe que elaboran en forma conjunta la Sociedad Española de Oncología Médica y la Red Española de Registros de Cáncer, para este 2022 se prevé que unas 43 300 personas sean diagnosticadas de cáncer colorrectal. Esto significa 832 nuevos pacientes cada semana.

Causas

No existe una única causa para padecer cáncer colorrectal. Hombres y mujeres de cualquier raza, etnia o grupo de edad tiene riesgo de padecerlo. En este tipo de cáncer se consideran factores de riesgo:

- **Edad.** El riesgo de padecerlo aumenta con la edad. Aproximadamente el 90 % de pacientes que desarrollan este cáncer tienen más de cincuenta años.

- **Tener pólipos colorrectales.** La mayoría de los pólipos son benignos, pero algunos de ellos, si no se extirpan, con el paso de los años se pueden malignizar. Los pólipos se pueden extirpar mediante una colonoscopia (prueba que consiste en la introducción de una sonda flexible que dispone de un sistema de video, a través del ano. Permite además obtener muestras para analizarlas posteriormente, tanto de pólipos como de tejido extraño, y también permiten la extirpación de pólipos cancerígenos).

- **Antecedentes personales.** Las personas que ya han padecido cáncer colorrectal tienen mayor riesgo de desarrollar más pólipos o tumores nuevos en la zona, en comparación con el resto de las personas.

- **Antecedentes familiares.** Las personas que tienen padres, hermanos o hijos que han padecido cáncer colorrectal son más propensos de padecerlo también.

- **Alteraciones genéticas.** Existen casos de ciertas mutaciones en ciertos genes que aumentan el riesgo de tener este tipo de cáncer.

- **Enfermedades inflamatorias intestinales.** Los pacientes que sufren enfermedades inflamatorias intestinales, como la colitis ulcerosa o la enfermedad de Crohn, tienen un mayor riesgo de padecer cáncer colorrectal.

- **Dieta no adecuada.** Se ha comprobado que una dieta rica en grasas y pobre en fruta, verdura y fibra aumenta el riesgo de padecer este cáncer.

- **Estilos de vida.** Existen ciertos factores de riesgo que dependen de los estilos de vida de la persona, y que predisponen a la aparición del cáncer. Por ejemplo, inactividad física, obesidad, fumar y el consumo excesivo de alcohol.

Síntomas

Los síntomas del cáncer colorrectal son diversos y poco específicos. Pueden variar dependiendo de la localización del tumor. Las molestias más frecuentes suelen aparecer en la fase más avanzada de la enfermedad. Además, estos síntomas no son exclusivos del cáncer colorrectal y pueden producirse en otras enfermedades como en las hemorroides o determinados trastornos digestivos. Podemos encontrarnos con:

- **Cambios en el ritmo intestinal.** Los pacientes con este cáncer pueden tener diarrea y en otros casos estreñimiento, o una combinación de ambos.

- **Presencia de sangre en las heces.** Es el síntoma más frecuente cuando se trata de un tumor maligno. El color de la sangre puede ser roja o negra según donde se localice el tumor. Si este síntoma no se diagnostica pronto puede agravarse la situación y llegar a la aparición de una anemia (afección por la cual el cuerpo no tiene suficientes glóbulos rojos sanos, que son los encargados de suministrar el oxígeno a los tejidos de nuestro cuerpo).

- **Cambio en el tamaño y forma de las heces.** El paciente puede detectar que sus deposiciones cambian de tamaño y son más estrechas. Esto es debido a que el intestino se está estrechando por culpa de la presencia del tumor.

- **Sensación de que la evacuación es incompleta.**

- **Dolor o molestias abdominales.** Las molestias y los dolores abdominales suelen ser muy comunes, ya que el tumor obstruye en parte el tubo intestinal. En algunos casos, el cierre del tubo intestinal puede llegar a ser completo y se produce un fenómeno que se conoce como obstrucción intestinal, situación que precisa tratamiento quirúrgico de forma urgente.

- **Pérdida de peso sin causa aparente.**

- **Pérdida de apetito.**

- **Cansancio constante.**

Diagnóstico

Una de las principales ventajas del cáncer colorrectal es que es de los pocos tipos de cáncer que se puede diagnosticar antes de que la persona presente síntomas e, incluso, antes de que los pólipos se transformen en cancerosos.

Las pruebas que se realizan para un correcto diagnóstico son las siguientes:

- **Antecedentes médicos (personales y familiares) y exploración física.** La historia clínica que recoge los antecedentes médicos personales y familiares, así como los síntomas que presenta actualmente, deben ser el inicio de un correcto y eficaz diagnóstico. Esto permite valorar el riesgo de cáncer y determinar el tipo de pruebas complementarias que deben solicitarse dependiendo de cada caso.

- **Análisis de sangre oculta en heces.** Es la prueba más fiable para averiguar si hay presencia de sangre o no en las heces. La mayoría de los tumores malignos del intestino grueso (porción del sistema digestivo formado por colon ascendente, colon transverso, colon descendiente, colon sigmoideo y recto) presentan pérdidas de pequeñas cantidades de sangre en las heces, que no siempre pueden ser valorables a simple vista. Las pruebas de sangre oculta en heces son una prueba muy sencilla. El paciente obtiene la muestra en su casa y la entrega en su centro de salud, donde será analizada e interpretada por los especialistas. La principal aplicación de estas pruebas es la detección del cáncer colorrectal en personas asintomáticas (no presentan o perciben ningún tipo de síntoma en ese preciso momento) y cuando se hacen programas de cribado (programas destinados a la detección precoz de ciertos tipos de cánceres en poblaciones determinadas).

- **Tacto rectal.** Esta prueba forma parte de la exploración física rutinaria. El médico introduce un dedo en el ano del paciente para comprobar la presencia de estructuras anormales en el canal anal. Sirve para detectar también la presencia de sangre fresca o saber si el paciente presenta dolor.

- **Sigmoidoscopia.** Consiste en la introducción de una sonda flexible que dispone de un sistema de vídeo por el ano del paciente. Con esta prueba se visualiza el colon sigmoideo y el recto.

- **Colonoscopia.** Procedimiento similar a la sigmoidoscopia que permite explorar todo el colon. Con esta prueba también se pueden obtener muestras y realizar la extirpación de algún pólipo que se considere cancerígeno.

- **Biopsia.** Prueba que consiste en la extracción de una pequeña cantidad de tejido para su análisis microscópico. Sirve para conocer el tipo de células y las características del tumor.

- **Analítica sanguínea.** Nos puede proporcionar información del estado de salud del paciente de forma general, y más concretamente nos puede indicar situaciones de pérdidas de sangre a través del tracto digestivo, tales como la anemia y la falta de hierro.

- **Tomografía computarizada.** Prueba que mediante la utilización de rayos x permite la visualización del estado del intestino grueso y se puede valorar su extensión (permite saber además si el cáncer se ha diseminado a otros órganos como el hígado, pulmones u otros órganos).

Estadios del cáncer colorrectal

Después de tener confirmado el diagnóstico de cáncer colorrectal, es necesario conocer el grado de extensión para poder planificar la mejor forma de tratarlo.

Los estadios del cáncer colorrectal son los siguientes:

- **Estadio 0 o carcinoma *in situ*.** En esta etapa temprana el cáncer se encuentra en la capa más superficial de la mucosa, no la traspasa y no afecta a los ganglios linfáticos. La mayoría de los casos en este estadio pueden extirparse durante una colonoscopia.

- **Estadio 1.** El tumor ha crecido y ha llegado a la capa submucosa, pero sigue sin afectar los ganglios linfáticos cercanos.

- **Estadio 2.** En esta etapa el tumor se ha extendido por la capa más profunda del colon o del recto. Es posible que haya afectado a los tejidos próximos, pero sigue sin producirse diseminación a los ganglios linfáticos.

- **Estadio 3.** El cáncer se ha extendido ya a los ganglios linfáticos y a los tejidos más cercanos.

- **Estadio 4.** El tumor se ha diseminado a otras partes del cuerpo, principalmente tiende a invadir el hígado, los huesos y los pulmones.

Hablamos de cáncer recurrente o recidivado cuando pasado un tiempo de haber tenido cáncer colorrectal este vuelve a aparecer. Esto pasa en la mayoría de los cánceres.

Tratamiento

Tras realizar las pruebas pertinentes que confirmen el diagnóstico de cáncer colorrectal, el oncólogo determinará el tratamiento. Se requiere una terapia multidisciplinar para ofrecer al paciente las mayores tasas de recuperación. Los especialistas decidirán cuál es el tratamiento adecuado en función de:

- Estado físico general del paciente (se valorará si el paciente sufre otras enfermedades que puedan entorpecer el tratamiento).
- Dónde está ubicado el tumor.
- El estadio en que se encuentra la enfermedad en este momento.

Cada paciente recibirá un tratamiento que se adapte a sus circunstancias particulares.

Los tratamientos más comunes son:

- **Colonoscopia.** La gran mayoría de pólipos cancerígenos se pueden extirpar mediante este procedimiento. También mediante una colonoscopia se puede resecar algunos tumores malignos que afectan solo a la capa más superficial del colon.

- **Cirugía.** Es el tratamiento que se utiliza de forma más frecuente para extirpar el cáncer colorrectal.

  Puede ser por laparoscopia, que es una técnica quirúrgica que consiste en la realización de tres o cuatro incisiones pequeñas en el abdomen, a través de las cuales se introducen unos instrumentos que permiten observar el interior de la cavidad y extirpar el tumor. También se puede realizar una cirugía abierta, que consiste en la abertura de la zona abdominal mediante una incisión.

  Cuando el cirujano extirpa el tumor y un margen de tejido sano (margen de seguridad), debe prever cómo conectará las partes sanas para mantener la continuidad del intestino grueso hasta el ano.

  Algunas veces puede ser necesario crear aberturas artificiales quirúrgicamente, desde el intestino a la piel del abdomen, que se denominan estomas (u ostomías), evocando de esta forma el contenido fecal a una bolsa pegada al estoma. Estos estomas pueden ser temporales, mientras se cicatrizan las uniones internas realizadas en la cirugía durante unas semanas, y que posteriormente facilita la reconstrucción del tránsito intestinal.

Según la localización del tumor y la evolución de este puede ser que estos estomas sean permanentes. Entonces el paciente llevará una colostomía (que drenará el contenido fecal desde el intestino hacia la bolsa) de forma permanente.

- **Quimioterapia.** La quimioterapia que se utiliza en el cáncer colorrectal se administra principalmente vía endovenosa y ambulatoriamente. Se utiliza como tratamiento complementario después de la cirugía para eliminar las células cancerosas que restan. Es el tratamiento de elección cuando el cáncer colorrectal está muy avanzado o es metastásico.

- **Radioterapia.** Ante los casos de cáncer de recto avanzado, la radioterapia se utiliza juntamente con la quimioterapia antes de la cirugía. Su finalidad es intentar conseguir una mayor tasa de curación al reducir el riesgo de recaída del tumor. También es un tratamiento paliativo (destinados a proporcionar una mejor calidad de vida, y mitigar los síntomas y efectos secundarios de las personas que padecen una enfermedad grave), por ejemplo, si hay metástasis óseas dolorosas o metástasis cerebrales.

- **Tratamientos biológicos.** Se utilizan anticuerpos monoclonales específicos para el cáncer colorrectal. Se administran vía endovenosa y a veces se pueden combinar con la quimioterapia.

Cualquier tratamiento aplicado puede generar diferentes efectos secundarios. Su aparición dependerá de muchos factores, tales como:

- Tipo de cirugía practicada.
- Tipo, dosis, duración de quimioterapia utilizada.
- Tipo, duración de la terapia biológica utilizada.
- Tipo, dosis, duración de la radioterapia utilizada.
- Características individuales de cada persona.

El equipo multidisciplinar (oncólogos, cirujanos, etc.) informará al paciente de los beneficios y de los posibles efectos secundarios de cada tratamiento y conjuntamente decidirán cuál es el mejor camino que seguir.

El pronóstico del cáncer colorrectal depende fundamentalmente de su estadio en el momento que es diagnosticado, y su detección en fases iniciales se asocia a una elevada probabilidad de curación.

Como hemos visto anteriormente, una sencilla prueba de análisis de sangre oculta en heces (que se puede realizar uno mismo en casa y llevar la muestra a su centro de salud) nos puede poner en alerta, en caso de ser positivo, de la necesidad de realizar una colonoscopia para averiguar y analizar la posible presencia de un cáncer colorrectal.

Por esta razón, en España se incorporó el **programa de cribado de cáncer colorrectal** en la cartera común de servicios del Sistema Nacional de Salud en el año 2014.

Las características de este programa son las siguientes:

> **Población objetivo:** hombres y mujeres de edades comprendidas entre los 50 y 69 años.
> **La prueba de cribado:** test de sangre oculta en heces.
> **Intervalo entre exploraciones:** cada 2 años.

Además del programa de cribado, en las personas que cumplen criterios de alto riesgo personal o riesgo de cáncer familiar o hereditario, se realiza una valoración del riesgo individual y un seguimiento a través de protocolos de actuación específicos.

Tenga usted la edad que tenga, si cumple uno de los criterios que describiré a continuación, debe consultar con su médico de atención primaria:

- Un familiar de primer grado (padres, hermanos e hijos) menor de sesenta años con cáncer colorrectal.
- Dos familiares de primer (padres, hermanos e hijos) o segundo (abuelos, tíos o nietos) grado con cáncer colorrectal o cáncer de endometrio.

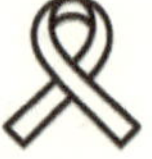 El Día Mundial contra el Cáncer Colorrectal es el 31 de marzo.

Cáncer de mama

La mama o seno se compone de grasa, tejido conectivo (su función es de relleno y sostén de otros tejidos u órganos del cuerpo) y tejido glandular (tejido que reviste ciertos órganos internos, y elabora y secreta sustancias en el cuerpo).

El cáncer de mama aparece cuando las células del tejido glandular se reproducen de forma rápida e incontrolada. Estas células cancerosas pueden viajar a través de los vasos linfáticos y del torrente sanguíneo, y llegar a otras partes del cuerpo, donde al adherirse a otros órganos forman las metástasis.

El cáncer de mama puede aparecer tanto en hombres como en mujeres, pero más del 98 % de los diagnósticos ocurren en mujeres. Se estima que una de cada ocho mujeres padecerá cáncer de mama. En España el año 2020 hubo 32 953 nuevos casos.

Este tipo de tumor suele aparecer entre los 35 y los 80 años, aunque entre los 45 y 65 años es cuando hay más incidencia, ya que durante esos años se producen los cambios hormonales asociados a la perimenopausia (periodo de transición hacia la menopausia) y la posmenopausia (es el periodo que comienza desde la última menstruación, hacia adelante).

Causas

Se desconocen las causas exactas del cáncer de mama. Los oncólogos han identificado los factores de riesgo que predisponen a desarrollar esta enfermedad:

- **Edad.** Es el principal factor de riesgo. A medida que la mujer se hace mayor tiene más posibilidades de padecerlo. La mayoría de los casos aparecen en mujeres mayores de cincuenta años. No es muy común antes de la menopausia.

- **Antecedentes familiares.** Las mujeres con antecedentes familiares tienen más riesgo, sobre todo si son familiares de primer grado (madre, hermana o hija).

- **Alteraciones genéticas.** Algunos cambios o mutaciones en determinados genes aumentan el riesgo de padecerlo.

- **Alteraciones personales.** Las mujeres que han tenido un cáncer de mama tienen un mayor riesgo de padecer otro con el paso del tiempo.

- **Alteraciones de la mama.** A veces a una mujer, gracias a una biopsia (extracción o extirpación de una pequeña muestra de un tejido para ser analizada en el laboratorio), se le detectan células anormales no cancerosas. Esto se conoce como hiperplasia atípica. La presencia de estas células aumenta el riesgo de padecer cáncer de mama.

- **Exposición a estrógenos.** Los estrógenos, hormonas femeninas que controlan el desarrollo de ciertas características sexuales, como por ejemplo el desarrollo de las mamas, disminuyen con la menopausia. Hay estudios que demuestran que una exposición duradera a los estrógenos puede incrementar el riesgo de cáncer de mama, por ejemplo:

  - Mujeres que han tenido la primera menstruación antes de los 12 años o la menopausia después de los 55 años tienen un mayor riesgo.
  - Mujeres que han tenido a su primer hijo después de los 30 años.
  - Mujeres que no han tenido hijos.
  - Mujeres que utilizan la hormonoterapia sustitutiva en la menopausia.

- **Tratamiento con radioterapia.** La utilización de la radiación para tratamientos específicos en el tórax aumenta el riesgo de padecerlo.

- **Factores asociados al estilo de vida.** Existen diversos factores asociados al estilo de vida de la paciente que pueden contribuir a la aparición de este cáncer. Por ejemplo, el sobrepeso, la obesidad después de la menopausia, la poca actividad física, el exceso del consumo de alcohol.

Síntomas

Los síntomas más habituales son:

- Aparición de un bulto, nódulo o zona indurada y grumosa en la mama que antes no estaba, generalmente no doloroso.
- Retracción de la piel del pezón, secreción de fluido o un tejido arrugado y escamoso.
- Aparición de un nódulo en la axila.
- Cambios en la forma o tamaño de la mama.
- Irregularidades en el contorno de la mama.
- Alteraciones en la piel de la mama, cambios de color, piel de naranja, úlceras.
- Menos movilidad en una de las mamas cuando se levantan los brazos simultáneamente.
- Secreción sanguinolenta del pezón.

Prácticamente la mitad de los casos de cáncer de mama que se detectan no tienen síntomas, sino que se detectan en programas de cribado gracias a una mamografía. Si aparece cualquiera de los síntomas anteriores, es importante acudir al ginecólogo.

Diagnóstico

Para conseguir un diagnóstico veraz de cáncer de mama, el oncólogo realizará lo siguiente:

- **Antecedentes médicos y exploración física.** El médico preguntará sobre los antecedentes médicos personales y familiares. Después realizará una exploración física de las mamas para evaluar la presencia o ausencia de nódulos, el estado de la piel de la mama en general y del pezón. También valorará la presencia o no de nódulos en la axila. La mayoría de las veces, la presencia de nódulos o de cambios en la mama son benignos, pero hay que estudiarlos y hacer más pruebas diagnósticas para descartar patologías.

- **Mamografía.** Es una prueba que utiliza rayos x para obtener imágenes de la mama. Si son mamografías para diagnosticar la presencia o no de alguna alteración en la mama, será más detallada que una mamografía que se realiza en los programas de cribaje.

- **Ecografía.** Es una prueba complementaria a la mamografía. No es dolorosa y es muy sencilla. Se hace mediante ultrasonidos (ondas de sonido de alta frecuencia que impactan sobre las diferentes estructuras que se quiere estudiar, y generan un eco que es recogido por un ordenador que lo reproduce en forma de imágenes). Permite distinguir entre una masa sólida y una de contenido líquido.

- **Resonancia magnética.** Prueba que utiliza campos magnéticos para crear las imágenes. A veces es necesario la administración de contraste para obtener imágenes más detalladas.

- **Punción-aspiración con aguja fina.** Prueba que consiste en la introducción de una aguja fina hasta el nódulo que se quiere estudiar, con la ayuda de la palpación o de un ecógrafo. Mediante una jeringa se aspira una pequeña cantidad del líquido que hay dentro del nódulo para ser analizado. Esta prueba se hace de forma ambulatoria y es un poco molesta.

- **Biopsia.** Es una prueba que permite dar un diagnóstico definitivo. Consiste en extraer una pequeña cantidad de tejido para hacer un análisis microscópico. Esto permite conocer el tipo de células y las características del tumor. Estos datos son muy importantes para determinar el pronóstico de la paciente y decidir el mejor tratamiento que se haya de seguir.

- **Determinación de receptores hormonales.** Cuando se analiza la muestra del tejido se hace una prueba para detectar si en él hay receptores de estrógenos y de progesterona (hormonas femeninas). Las células cancerosas que tienen estos receptores pueden utilizar estas hormonas para poder crecer. Esto ayuda a determinar el pronóstico y el tipo de tratamiento que seguir.

- **Determinación de los receptores de un gen específico (gen HER2/neu).** Este gen específico genera una proteína que participa en la regulación del crecimiento celular. Si este gen se encuentra en una cantidad elevada indica que las células tumorales crecen más rápido y hay más probabilidades de que el cáncer reaparezca después del tratamiento. Hay tratamientos específicos para bloquear la acción de este gen.

- **Marcadores tumorales.** Se puede determinar la presencia de unas proteínas denominadas marcadores tumorales, que son específicos de cada cáncer.

- **Tomografía computadorizada (TAC).** Prueba que utiliza los rayos x para obtener imágenes en tres dimensiones las partes internas del cuerpo. A veces también es necesario la administración de contraste en vena para obtener imágenes más detalladas.

Estadios del cáncer de mama

Después de confirmar el diagnóstico del cáncer de mama es necesario conocer su grado de extensión, para planificar el tratamiento más adecuado.

Los estadios del cáncer de mama son:

- **Estadio 0 (carcinoma _in situ_).** Las células cancerosas no han invadido ninguna estructura próxima, pero podría crecer y pasar a ser un cáncer invasivo.

- **Estadio 1.** Es el estadio inicial del cáncer invasivo de mama. Tamaño del nódulo inferior o igual a 2 cm y no hay afectación en los ganglios próximos ni metástasis a otros órganos.

- **Estadio 2.** Tamaño del nódulo entre 2 y 5 cm. Puede haber una afectación ganglionar poco extensa, y no se aprecian metástasis en otros órganos.

- **Estadio 3.** Tamaño del nódulo superior a los 5 cm. Afectación ganglionar incluso fuera de la axila, sin presencia de metástasis en otros órganos.

- **Estadio 4.** El cáncer se ha diseminado. Hay afectación ganglionar más amplia y presencia de metástasis en otros órganos del cuerpo.

- **Cáncer recurrente o recidivante.** Se produce cuando pasado un tiempo tras haber tenido cáncer de mama vuelve a aparecer localizado en la mama u otra parte del cuerpo.

Tratamiento

El tratamiento del cáncer de mama depende de:

- La edad y el estado físico general de la paciente.
- El tamaño del nódulo.
- El estadio del tumor que se va a tratar.

Como en otros cánceres, el tratamiento puede ser uno o una combinación de varios. Los tratamientos que hay son los siguientes:

- **Cirugía.** Es uno de los tratamientos más frecuentes. Puede ser cirugía conservadora, en la que encontramos dos tipos de intervención:

  - Tumorectomía: se extirpa el nódulo y un pequeño margen de tejido sano alrededor.

– Mastectomía parcial: se extirpa un segmento de la mama donde está el tumor.

Después nos encontramos la cirugía radical, donde se pueden realizar:

– Mastectomía radical simple: consiste en la extirpación de toda la mama, incluido el pezón, pero no los ganglios linfáticos.
– Mastectomía radical modificada: se extirpa la mama y los ganglios axilares.

Otras cirugías que se realizan como tratamiento del cáncer de mama son:

– Linfadenectomía axilar: consiste en la extirpación de ganglios axilares con la finalidad de analizarlos para comprobar si existen células cancerosas en ellos.
– Reconstrucción de la mama: esta intervención no está destinada al tratamiento del cáncer de mama, sino que lo que se busca es reconstruir la mama después de que haya sido extirpada mediante una mastectomía. La reconstrucción se puede realizar al mismo tiempo que la mastectomía, o más tarde. Y se puede realizar utilizando tejidos de otra parte del cuerpo, o con implantes sintéticos (prótesis mamarias).

• **Radioterapia.** Para el tratamiento del cáncer de mama es habitual aplicar radioterapia después de realizar una cirugía, con la finalidad de destruir posibles restos de células cancerígenas en la zona intervenida.

- **Quimioterapia.** Puede ser administrada vía oral o vía endovenosa, y normalmente, como el resto de los tratamientos con quimioterapias, se suelen administrar en centros de día destinados para ello.

  Puede ser quimioterapia prequirúrgica: se administra antes de la cirugía para tratar de reducir el tamaño del tumor y evitar que se extienda.

  También puede ser quimioterapia posquirúrgica, cuya finalidad será evitar posibles recaídas y evitar que se extiendan las células tumorales.

  Y, por último, puede tratarse de quimioterapia paliativa, cuando está destinada a prolongar la supervivencia y tratar los efectos secundarios de la enfermedad, cuando esta ya está extendida al resto del cuerpo.

- **Tratamiento hormonal.** Como hemos visto anteriormente es este libro, uno de los factores de riesgo de la aparición del cáncer de mama era la presencia aumentada de hormonas femeninas (estrógenos y progesterona). Este tratamiento hormonal tiene la finalidad de bloquear la acción de los estrógenos que pretenden la proliferación de células cancerosas, impidiendo de esta forma que el tumor crezca.

- **Tratamiento contra células diana del cáncer de mama.** Como también hemos visto anteriormente, existe un gen, concretamente el HER2/neu, que genera proteínas que facilitan el crecimiento y la diseminación del cáncer de mama.

Como en cualquier enfermedad, sea cual sea el tratamiento aplicado puede generar efectos secundarios.

Al igual que en otros cánceres, existen programas de cribado en nuestro país, con la finalidad de la detección precoz de este cáncer.

Es destacable la importancia de acudir a las visitas ginecológicas recomendadas por el grupo de edad determinado y que, ante cualquier sospecha o padecer cualquier síntoma explicado, se acuda lo más rápido posible para que sea valorado por su médico.

 El Día Internacional de lucha contra el Cáncer de Mama es el 19 de octubre.

Cáncer de próstata

Es un tumor maligno (crecimiento descontrolado de células prostáticas) que se desarrolla en la próstata.

La próstata es la glándula sexual del hombre que se encarga de producir el semen. Tiene el tamaño de una nuez y está ubicada debajo de la vejiga, rodeando la uretra.

Es el segundo cáncer más frecuente en hombres, por detrás del de pulmón. En España, se detectan unos 15 000 casos al año y es el causante de 6000 muertes al año.

El pronóstico de la enfermedad mejora cuando se detecta a tiempo. Es un cáncer de evolución lenta.

Causas

Como en la mayoría de los cánceres, no existe ni se conocen causas concretas para padecerlo.

Como siempre hay ciertos factores de riesgo que pueden predisponer a tenerlo:

- **Edad.** Es el factor de riesgo principal. La probabilidad de tenerlo va aumentando con el paso de los años. Es muy raro tenerlo antes de los 40 años y aumenta considerablemente a partir de los 50 años. Pero cabe destacar que más del 80 % de los casos que son diagnosticados corresponden a hombres mayores de 65 años.

- **Antecedentes familiares.** El riesgo es mayor si su padre o hermano lo ha tenido.

- **Grupo étnico.** Es más común en hombres de piel negra afroamericanos que en los blancos, y es menos común en los hombres asiáticos o indígenas. Es más común en América del Norte y Europa Noroccidental y menos frecuente en Asia, África, América Central y América del Sur.

- **Dieta.** Ciertos estudios sugieren que una dieta rica en grasas de origen animal y pobre en verduras y frutas puede ser un riesgo de padecerlo.

Síntomas

Con el paso del tiempo, la próstata puede agrandarse y, por su ubicación anatómica, bloquear la uretra o la vejiga. Esto puede provocar:

- Dificultad a la hora de orinar.
- Problemas en la erección.

Este problema se conoce como hiperplasia benigna de próstata y normalmente precisa de cirugía para solucionarlo. Los síntomas que produce este problema son similares a los síntomas que se presentan con el cáncer de próstata. Por esta razón, es de vital importancia que, ante la aparición de cualquier de los síntomas que voy a detallar a continuación, lo consulte lo antes posible con su médico de cabecera.

Los síntomas son:

- Dificultad para orinar.
- Aumento de la frecuencia de micción (expulsión de la orina), especialmente por la noche (nicturia).
- Disminución del calibre o interrupción del chorro de orina.
- Dolor y escozor al miccionar (disuria).
- Sensación de vaciamiento incompleto de la vejiga.
- Goteo persistente después de miccionar.
- Presencia de sangre en la orina (hematuria) o en el semen.
- Dolor en la zona lumbar, que no cede.
- Dificultad para tener erecciones.
- Eyaculación dolorosa.

Al principio, cuando el tumor está limitado a la próstata, puede ser asintomático (sin síntomas) o presentarse con síntomas obstructivos leves, que pueden hacer pensar en la hiperplasia benigna de próstata.

Con el paso del tiempo y el crecimiento del tumor, los síntomas obstructivos son más evidentes y puede haber hematuria (presencia de sangre en la orina).

Cuando los tumores ya están muy avanzados, puede aparecer hinchazón (edema) de piernas, ya que los ganglios linfáticos crecen; dolores óseos por la presencia de metástasis en huesos; y también pérdida de la fuerza en las piernas, si el tumor llega a comprimir la médula espinal.

Diagnóstico

Para diagnosticar la presencia del cáncer de próstata, hay las siguientes pruebas:

- **Tacto rectal.** Consiste en un examen por el recto mediante palpación de la próstata, buscando la presencia de anomalías en el tejido o la presencia de algún nódulo.

- **Analítica de sangre.** Mediante la analítica de sangre se determina los niveles en sangre de PSA (antígeno específico prostático), que es una sustancia producida por la próstata, y que aumenta los niveles en sangre cuando los hombres tienen cáncer de próstata. Ahora bien, los niveles de PSA aumentados también se pueden elevar durante una infección o una inflamación (por ejemplo, en la hiperplasia benigna) de próstata.

- **Ecografía transrectal.** Prueba que consiste en la inserción de una sonda por el recto. Mediante los ultrasonidos se obtiene una imagen de la próstata y del tejido que la rodea. Este procedimiento, también se utiliza para guiar en la obtención de una biopsia de próstata para su análisis posterior.

- **Biopsia.** Prueba mediante la cual se extrae una muestra de tejido de la próstata, que será analizado con el microscopio y servirá para asegurar el diagnóstico.

- **Pruebas histológicas.** La histología es una parte de la biología que examina los tejidos de los organismos a través de un microscopio para conocer su estructura y sus funciones. En este caso, nos sirven para identificar el tipo de cáncer de próstata, dependiendo del tipo de células que lo origina. La mayoría de los cánceres de próstata son adenocarcinomas (afectan el tejido glandular; recordemos que la próstata es una glándula).

Estadio tumoral del cáncer de próstata

Tumor localizado en la próstata:

- **Estadio 1:** El tumor está únicamente localizado en la próstata. Es de un tamaño muy pequeño y no puede palparse mediante un tacto rectal. Normalmente se encuentra de forma causal cuando se realiza una cirugía programada para una hiperplasia benigna de próstata.

- **Estadio 2:** El tumor está más avanzado que en el estadio 1, pero sigue estando únicamente en la próstata.

Tumor con afectación local:

- **Estadio 3:** El tumor se ha extendido en los tejidos alrededor de la próstata. Las vesículas seminales pueden estar afectadas.

Tumor metastásico:

- **Estadio 4:** El tumor se ha extendido a los ganglios linfáticos vecinos y más lejanos de la próstata. También se extiende a otras partes del cuerpo, como son la vejiga, el recto, los huesos (el cáncer de próstata tiene gran afinidad por los huesos) o los pulmones.

Tratamiento

Como en todos los cánceres, cuando se tiene que elegir cuál es el tratamiento o combinación de tratamientos que pueden ir mejor para el paciente se tienen en cuenta varios factores:

- Edad del paciente y estado de salud general.
- Probabilidad de que el tumor esté limitado a la glándula prostática.
- El tamaño del tumor y el grado histológico (grado de agresividad del tumor).
- Efectos secundarios de los diferentes tratamientos.

Las opciones de tratamiento para el cáncer prostático localizado en la próstata son:

- **Cirugía.** Se realiza una prostatectomía radical, intervención que consiste en extirpar completamente la próstata. Esta intervención presenta algunas complicaciones importantes, como son la incontinencia urinaria (pérdida del control de la vejiga o la incapacidad de controlar la micción), y la disfunción eréctil o impotencia. Estas complicaciones mejoran conforme va pasando el tiempo.

- **Radioterapia.** Para tratar el cáncer de próstata se utilizan dos formas de radioterapia, la externa y la interna (braquiterapia o radioterapia de implantación intersticial).

- **Tratamiento hormonal.** El crecimiento de la próstata depende del nivel de hormonas masculinas, los andrógenos (el más importante de los andrógenos es la testosterona). Entonces estos tratamientos van dirigidos a disminuir el nivel de testosterona, con lo que disminuye el tamaño de la próstata.

- **Crioterapia.** Es un tratamiento que consiste en la aplicación de congelación en la próstata. Así se consigue la destrucción de las células tumorales.

- **Vigilancia activa.** Es una estrategia que consiste en observar la evolución del cáncer mientras se va posponiendo el tratamiento, hasta que este sea necesario. El paciente y el oncólogo deciden esperar, siempre vigilando. Esta alternativa está indicada para pacientes con cáncer de próstata de bajo riesgo (tumor pequeño, nivel de PSA bajo).

Hasta aquí hemos visto los cinco cánceres más comunes, pero no por ello son los más mortales, aunque sí que conllevan mucho trastorno socioeconómico y sobre todo personal.

Enfermedades digestivas crónicas

Algunas de las enfermedades crónicas del aparato digestivo son:

Úlcera péptida o úlcera gastroduodenal

Es una patología bastante frecuente que consiste en la una lesión en la mucosa que protege el estómago o el duodeno (primera porción del intestino delgado).

¿Qué causa esta lesión?

Esta lesión está causada por un aumento de las secreciones ácidas producidas por el estómago para ayudar a la digestión. Pero la causa más común es una infección causada por una bacteria que se llama *Helicobacter pylori*. Otra de las causas principales de esta patología es el consumo de determinados fármacos (los antiinflamatorios no esteroideos como son la aspirina, el ibuprofeno, etc.).

El tabaco y el alcohol pueden provocar la aparición de este tipo de úlceras o complicar las ya existentes. El estrés y la comida picante no causan úlceras, pero pueden empeorarlas.

¿Qué síntomas presentan estas úlceras?

El principal síntoma es un dolor que se concentra en la parte alta del abdomen y que suele aparecer entre los 30 y los 60 minutos posteriores a las comidas. Es frecuente que este dolor también aparezca de noche y suele mantenerse durante varias semanas, aunque luego puede transcurrir meses sin que se repita. El dolor suele estar acompañado de náuseas o acidez.

Es recomendable que se acuda al médico en caso de presentar dolor abdominal agudo y rigidez en la zona. Otras señales de posibles complicaciones son los desmayos, la sudoración excesiva, los vómitos o la presencia de sangre en heces.

¿Qué complicaciones puede haber?

Se pueden producir las siguientes complicaciones:

- **Hemorragias digestivas.** Se producen cuando la úlcera es profunda y llega a erosionar un vaso sanguíneo, lo que provoca la pérdida de sangre.
- **Perforaciones.** Cuando la úlcera llega a ser tan importante que atraviesa la pared del estómago o el duodeno.
- **Estenosis (estrechamiento).** Se puede producir si ya existen úlceras anteriores que se han cicatrizado. Esto provoca el estrechamiento del intestino y causa mayor dificultad para digerir los alimentos.

¿Cómo podemos diagnosticar las úlceras?

Para poder diagnosticarlas es importante tener en cuenta los síntomas referidos por el paciente. La prueba que ayuda a detectar la presencia de la úlcera es una endoscopia digestiva oral, con la cual se revisa el revestimiento del estómago, el esófago y la primera parte del intestino delgado mediante la ayuda de un endoscopio.

También se puede realizar una radiografía con contraste con bario del estómago o duodeno, aunque es menos fiable y no permite obtener una biopsia, cosa que sí podemos hacer con la endoscopia.

Para detectar la presencia de la bacteria *Helicobacter pylori* se pueden hacer pruebas de heces, de aliento y de sangre.

¿Qué tratamientos hay para estas úlceras?

El tratamiento de las úlceras suele combinar los fármacos antiulcerosos, que alivian los síntomas y facilitan la cicatrización de la lesión, con antibióticos, en los casos que se haya detectado la bacteria *Helicobacter pylori*. Se recomienda que se tomen alimentos que se puedan digerir bien y no realizar comidas excesivamente copiosas ni usar picante. Evitar el consumo de tabaco, alcohol, café, té y los refrescos con cafeína. En el caso en que se deba iniciar tratamiento con antiinflamatorios no esteroideos (aspirina, ibuprofeno, etc.) por alguna otra dolencia, se debe proteger la mucosa gástrica y duodenal con fármacos, como por ejemplo el omeprazol.

Pancreatitis

El páncreas (como hemos visto anteriormente en la diabetes) es una glándula localizada detrás del estómago y cerca de la primera porción del intestino delgado. Se encarga de suministrar los jugos digestivos en el intestino delgado a través del conducto pancreático. También libera hormonas, como la insulina.

La pancreatitis es una enfermedad benigna del páncreas que se puede presentar de manera aguda o crónica.

Tipos de pancreatitis y sus causas más frecuentes

La pancreatitis aguda consiste en la inflamación súbita y autolimitada del páncreas. Es causada por cálculos biliares (depósitos sólidos, generalmente formados por cristales de colesterol, que se forman dentro de la vesícula biliar) o por la ingesta abusiva de alcohol. Aparece de manera repentina como un dolor en la zona superior del abdomen intenso, que se irradia a la espalda, y vómitos.

La pancreatitis crónica es un proceso de inflamación persistente del páncreas, cuyo resultado final es la atrofia. El factor de riesgo más importante es el abuso de alcohol y tabaco, pero también existen otras causas como:

- Trastornos genéticos.
- Trastornos autoinmunes (cuando nuestro propio sistema inmunitario ataca a nuestro propio cuerpo).

- Obstrucción del conducto pancreático o del conducto colédoco (que son los conductos que drenan las enzimas que produce el páncreas y la bilis).
- Uso de ciertos medicamentos.

Su síntoma principal es el dolor abdominal, como si fuera un cinturón, ya que se irradia a la espalda. Se diagnostica con mayor frecuencia a partir de los 50 años; si aparece antes, se asocia a trastornos genéticos. Afecta igual a hombres y mujeres, pero el origen difiere: en hombres es el consumo de alcohol y tabaco, mientras que en las mujeres se da por factores obstructivos y es de origen desconocido.

Síntomas y complicaciones de la pancreatitis

Como hemos dicho, la pancreatitis aguda tiene como síntoma principal un dolor abdominal irradiado a la espalda, que se suele acompañar de náuseas, vómitos e intolerancia a la ingesta oral. En caso de que exista una infección en los conductos biliares, aparecerá fiebre. A veces evolucionan mal, llegando a tener fallo multiorgánico, con una gran mortalidad. Otros síntomas que pueden estar relacionados con esta patología son el hipo, la sensación de tener gases, la ictericia (coloración amarillenta) de la piel y en la esclerótica de los ojos (que es el recubrimiento exterior blanco del ojo) o la distensión abdominal.

En la pancreatitis crónica el dolor abdominal es el síntoma más frecuente e incapacitante. La diarrea crónica y la pérdida de peso también son síntomas característicos.

La diabetes *mellitus* aparece al pasar el tiempo. Las complicaciones más frecuentes pueden ser la malnutrición, la osteoporosis, etc.

¿Cómo se diagnostica la pancreatitis?

Para diagnosticar una pancreatitis aguda se deben cumplir al menos dos de los criterios siguientes:

- Alteración de la morfología del páncreas, utilizando pruebas de imagen para verlo (ecografía, TAC, resonancia magnética).
- Dolor abdominal, de las características ya descritas.
- Y presentar en una analítica de sangre valores elevados de amilasa (enzima secretada por el páncreas para favorecer la digestión de los carbohidratos) o de la lipasa (enzima secretada por el páncreas para la digestión de las grasas).

Para la pancreatitis crónica, se diagnostica a partir de los síntomas compatibles de la enfermedad que presenta el paciente, mediante las imágenes obtenidas con las pruebas de imagen que ya hemos visto y hablado, y a veces tras la obtención de una biopsia directa del páncreas.

¿Cuál es el tratamiento de las pancreatitis?

No existen fármacos específicos para curar una pancreatitis. Lo que se debe hacer es aplicar medidas de soporte para mejorar la evolución de la enfermedad.

En el caso de sufrir una pancreatitis aguda se precisará hospitalización para:

- Estrecho control del paciente, valorando sus constantes vitales, realizando analíticas necesarias.
- Tratamiento del dolor con analgésicos.
- Permanecer en ayunas para favorecer el descanso del páncreas, administrando sueroterapia (suero por vena) para que no haya desnutrición y administrando nutrición por vena también.
- Tratamiento específico en caso de complicaciones, como uso de antibióticos ante una infección.
- Cuando la pancreatitis está producida por la presencia de cálculos (piedras) en la vía biliar, será necesario extraer estos. Muchas veces ante la continua formación de cálculos se decide finalmente la extracción de la vesícula biliar (colecistectomía).

En cuanto a la pancreatitis crónica, también se deberá tratar el dolor con analgésicos. Igualmente se requerirá tratamiento con enzimas pancreáticas y corregir los déficits nutricionales con suplementos vitamínicos y dietéticos causados por el fallo del páncreas. Y al aparecer la diabetes *mellitus* puede precisarse la administración de insulina.

Al no tener cura y empeorar con el paso del tiempo, muchas veces se acaba desarrollando cáncer de páncreas (uno de los más mortales que se conoce).

Cuando el origen de la pancreatitis es autoinmune, tiene un tratamiento muy efectivo, que es la administración por vía oral de corticoides. En caso de no ser efectivos inicialmente, se puede plantear repetir el tratamiento con más corticoides o introducir otros fármacos inmunosupresores.

Enfermedad inflamatoria intestinal

La enfermedad inflamatoria intestinal (EII) engloba dos enfermedades: la **colitis ulcerosa** y la **enfermedad de Crohn.** Ambas son enfermedades crónicas de causa desconocida en las que se produce inflamación del colon o del intestino delgado, y se presentan en forma de brotes (aparición repentina de una enfermedad), alternando fases activas con fases inactivas de duración variable.

La EII es más frecuente en países desarrollados y afecta de forma igual a hombres y mujeres. Suele afectar a personas jóvenes, de entre 20 y 30 años, aunque también se diagnostica en personas de edad más avanzada.

La **colitis ulcerosa** es una enfermedad crónica inflamatoria que empieza en el recto y puede progresar de manera continua a lo largo del intestino grueso (colon). Afecta de manera exclusiva a la capa más superficial del colon. La gravedad y la extensión de la inflamación varían en cada paciente.

La **enfermedad de Crohn** es una enfermedad crónica que, a diferencia de la colitis ulcerosa, puede afectar a cualquier tramo del tracto gastrointestinal, desde la boca hasta el ano, y en la que la inflamación afecta a todo el grosor de la pared intestinal. Afecta de manera discontinua en el tubo digestivo, se alternan zonas sanas con zonas inflamadas.

¿Cuáles son las causas y factores de riesgo de la EII?

Se desconoce la causa exacta de la EII. Para su desarrollo intervienen diferentes factores.

No es una enfermedad contagiosa ni hereditaria. Aparece en personas con cierta predisposición genética, en las que de la interacción con distintos factores ambientales (tabaco, infecciones, etc.) se produce una respuesta inmunológica anómala que se mantiene en el tiempo.

También se observa que ciertos gérmenes (organismos microscópicos que pueden causar enfermedades e infecciones si entran en nuestro cuerpo) están vinculados a la aparición de la EII, pero ninguno de ellos se ha confirmado como el origen. Se cree que son los antígenos (sustancias que dan lugar a la respuesta inmunitaria ante estos gérmenes), que se encuentran en el interior de los intestinos, los que generan está inflamación aguda del intestino.

¿Cuáles son los síntomas de la EII?

Los síntomas más frecuentes de la **colitis ulcerosa** son:

- Diarrea.
- Deposiciones con moco o sangre (rectorragia).
- Deposiciones de escasa cantidad y numerosas.
- Ganas frecuentes de evacuar y urgencia por defecar (ir de vientre).
- Deposiciones nocturnas.
- Retortijones.
- Son indicadores de gravedad: la fiebre, el dolor abdominal, la pérdida de apetito y de peso, la fatiga.

Los síntomas más frecuentes de la **enfermedad de Crohn** son:

- Dolor abdominal.
- Diarrea.
- Masa abdominal palpable en la exploración física del paciente.
- Náuseas o vómitos.
- Pérdida de peso.
- Fiebre.

¿Cómo podemos diagnosticar la EII?

El diagnóstico es fundamental para identificar no solo las zonas del intestino que están inflamadas, sino también la gravedad de las lesiones que hay. Esto permitirá iniciar el tratamiento más adecuado de forma individualizada para cada paciente. Las pruebas destinadas a ello son:

- **Analítica de sangre.** Permite detectar la presencia de inflamación, anemia o infección.

- **Análisis de heces.** Permite conocer la presencia de bacterias o parásitos que causan ciertas infecciones. También permiten saber si hay zona inflamada y si hay restos de sangre.

- **Endoscopia digestiva.** Esta prueba nos permite visualizar de forma directa la mucosa intestinal. También se pueden obtener biopsias, para luego ser analizadas con el microscopio.

  - Gastroscopia: permite la visualización del esófago, el estómago y la parte más próxima al intestino delgado (duodeno).
  - Colonoscopia: permite ver el colon (intestino grueso) y también la parte final del intestino delgado (íleon terminal).

- **Cápsula endoscópica.** Es un dispositivo de reducidas dimensiones que se ingiere y permite tomar imágenes de todo el tubo digestivo, durante su recorrido hasta que es expulsado por el ano. Es muy útil para hacer un estudio completo del intestino delgado, cosa que no podemos ver con la gastroscopia ni con la colonoscopia.

- **Ecografía.** Es una prueba radiológica que resulta necesaria para determinar la ubicación del proceso inflamatorio y descartar otras enfermedades con síntomas parecidos, por ejemplo, una apendicitis.

- **Otras pruebas radiológicas.** Las radiografías abdominales, la tomografía computarizada (TAC) y la resonancia magnética son de gran ayuda para determinar las áreas del intestino afectadas y las posibles complicaciones de la EII.

¿Cuál es el tratamiento de la EII?

La EII es una enfermedad crónica y hasta la fecha no se ha descubierto ningún tratamiento que sea curativo.

El tratamiento de la EII es muy complejo y variable de un paciente a otro. Los síntomas de cada paciente y los resultados de las pruebas son lo que marcarán el tratamiento que se vaya a elegir.

El objetivo del tratamiento es la desaparición de los síntomas y la restauración de la calidad de vida de los pacientes.

Existen dos tipos de tratamiento: el que es utilizado para controlar la clínica en los brotes de actividad, para que los síntomas desaparezcan y así evitar complicaciones; y el tratamiento de mantenimiento para mantener la enfermedad inactiva y evitar la reaparición de los síntomas.

La elección del tratamiento depende del tipo de EII (colitis ulcerosa o enfermedad de Crohn), la localización, el grado de la actividad inflamatoria, la edad del paciente y su estado de salud general.

Los tratamientos disponibles incluyen:

- **Salicilatos.** Son fármacos antiinflamatorios con un mecanismo de acción local sobre el colon. Se pueden administrar por vía oral o por vía rectal. Se utilizan como tratamiento de mantenimiento o durante los brotes leves-moderados en la colitis ulcerosa. Para la enfermedad de Crohn no ha demostrado ser eficaz.

- **Inmunosupresores.** Fármacos que regulan la respuesta exagerada del sistema inmunitario y disminuyen la inflamación. Se utilizan en aquellos pacientes que no responden a los tratamientos con corticoides o en aquellos pacientes que dependen de ellos de forma continuada. Eficaces para mantener la EII inactiva sin necesidad de corticoides.

- **Corticoides** Son fármacos con efecto antiinflamatorio e inmunosupresor. Se utilizan en brotes moderados y graves de la EII, y se usan únicamente durante los brotes activos de la EII, ya que tienen muchos efectos no deseados. No se deben utilizar para los momentos de mantenimiento de la remisión de la EII.

- **Terapia biológica.** Se utiliza cuando han fracasado los tratamientos convencionales. Este tratamiento actúa sobre diferentes factores inmunológicos e inflamatorios que están implicados en la regulación y el mantenimiento de la enfermedad.

- **Cirugía**. Indicada cuando fracasa el tratamiento médico. Suele realizarse por laparoscopia. En esta técnica quirúrgica mínimamente invasiva se utiliza una pequeña cámara llamada laparoscopio para ver dentro de la cavidad abdominal. Se realizan pequeños orificios en el abdomen, por donde se introduce la cámara y los utensilios necesarios para la operación. Se extirpa la parte afectada.

Conclusiones

Hasta aquí hemos visto algunas de las enfermedades crónicas más importantes que hoy en día existen y nos pueden afectar a todos. Por suerte, todas estas enfermedades pueden diagnosticarse (es de destacar la importancia de una detección precoz, reconocer los principales síntomas) y casi todas ellas tienen tratamiento que, aunque no sea definitivo ni curativo, lo importante es intentar que tanto el paciente como su familia puedan llevar su día a día de la mejor forma posible.

La medicina ha evolucionado mucho y día a día, gracias a la investigación de mucha gente, se van conociendo nuevos tratamientos. Esperemos que algún día alguno de ellos sea definitivo, como el de muchas otras enfermedades que han existido en el pasado y que, gracias a ellos, ya están erradicadas.

Pero, a pesar de todo ello, hemos visto también que nosotros mismos tenemos un papel fundamental ante la mayoría de las enfermedades existentes. Nuestro estilo de vida es fundamental, y si conseguimos que sea lo más saludable posible, algo habremos logrado.

Por parte de los sanitarios, desde el primero hasta el último, nuestros esfuerzos estarán siempre destinados a intentar curar toda aquella patología que pueda presentar un paciente, siempre incluyéndole, tanto a él como a su círculo más cercano (familia, pareja, amigos, etc.) en la toma de decisiones ante su enfermedad. Debemos trabajar todos a una, intentando salvaguardar siempre la libertad y las opiniones de nuestros pacientes y su intimidad, intentando respetar sus decisiones, aunque a veces no sean las que nosotros tomaríamos. Como dice la frase, si puedes curar, cura; si no puedes curar, alivia; si no puedes aliviar, consuela; y si no puedes consolar, acompaña.

Tanto la humanidad como la medicina han avanzado a pasos agigantados desde nuestros orígenes, pero nuestro cuerpo por ahora no es una máquina perfecta ni inmortal. Pero suele darnos señales cuando algo no funciona, no siempre, pero sí en muchas ocasiones, así que tenemos que intentar conocernos, apreciar esas señales e intentar interpretarlas.

En la actualidad, las enfermedades crónicas suponen un importante problema en el ámbito sociosanitario español, con una gran trascendencia socioeconómica. Son las más importantes, tanto en cuanto morbilidad como a mortalidad.

Según la OMS las patologías crónicas más frecuentes en todo el mundo son el cáncer, la diabetes, las enfermedades cardiovasculares y las respiratorias. Son enfermedades que carecen de cura, aparecen a edades muy tempranas y están con el paciente durante mucho tiempo. Por ello conocer los posibles factores de riesgo y abordarlos en etapas muy tempranas permitiría reducir la incidencia en un porcentaje bastante considerable.

Como se ha ido mencionando a lo largo de esta guía, sobre todo el alcohol, el tabaco, el sedentarismo, la obesidad y una mala nutrición, entre otros, constituyen los factores de riesgo que disparan la incidencia de dichas enfermedades.

Estos factores son modificables, así que está en nuestras manos poder evitarlos. Por ello es vital adoptar las medidas necesarias para poder preverlos y actuar sobre ellos con el fin de que nos afecten lo menos posible. Después están los factores no modificables como la edad o la genética, que ya no dependen de nosotros para evitarlos.

Es muy importante implicar al paciente y a ser posible a la familia, pareja o amigos en el proceso de decisión en todo lo relacionado con la enfermedad. Tener un buen apoyo social ayuda mucho en la lucha contra cualquier enfermedad.

La educación terapéutica es un proceso que permite al paciente mejorar el conocimiento sobre la enfermedad que padece, y adoptar las actitudes y las habilidades necesarias para poder hacerle frente.

Como hemos visto en esta guía, para enfrentarse a cualquiera de las enfermedades descritas se necesita un equipo multidisciplinar de especialistas, que siempre tendrán en cuenta al paciente a la hora de tomar decisiones. Este equipo estará formado por endocrinos, nutricionistas, oncólogos, cardiólogos, neurólogos, neumólogos y psicólogos, principalmente, que aportarán una visión holística del problema que se esté tratando. Cabe destacar el papel de los psicólogos para afrontar de una manera positiva la enfermedad, ya que, al tratarse de una enfermedad sin cura y longeva, suele generar en el paciente una sensación de agotamiento. Y con los familiares se intentará ayudar en la aceptación de esta y a implicarlos en todo lo que conlleva la enfermedad.

Con esta guía, nacida de mi experiencia como enfermero, no intento sustituir la figura de ningún especialista que pueda estar involucrado en la evolución de la enfermedad. Tampoco pretendo que el lector, tras leerla, se crea un especialista en la materia, sino simplemente que sea un primer paso para adquirir cierto conocimiento de algunas enfermedades, que por desgracia están muy presentes en nuestra propia vida o en la de algún familiar o conocido cercano.

Lo que sí que me gustaría es que al menos hayas adquirido ciertos conocimientos que, aunque no te lo creas, amigo lector, pueden salvar una vida, la tuya o la de alguien cercano a ti.

Simplemente con saber detectar y saber cómo se debería actuar (o al menos intentarlo), ante una situación de emergencia, como puede ser ante un infarto, un ictus, una crisis epiléptica, una crisis asmática, una hipoglucemia. Estas son las principales situaciones en las que, tanto si las padecemos nosotros mismos o alguien cercano, la vida corre peligro si no se actúa rápidamente. Son emergencias. Y créeme: sin ser sanitario puedes salvar esa vida.

La información de esta guía se ha obtenido tras consultar mucha bibliografía al respecto. He intentado que sea la más actualizada posible, aunque, como ya se sabe, este mundo evoluciona muy rápidamente, y lo que hoy es nuevo mañana ya está anticuado.

Espero que te haya gustado y que, si algún día por desgracia padeces alguna de estas enfermedades, o estás involucrado como amigo o familiar del paciente, en el proceso de una enfermedad crónica, esta guía pueda ayudarte en algo.

Por mi trabajo de enfermero en una UCI he visto muchos casos de estas enfermedades. También vivo como paciente de un cáncer de piel la evolución de una enfermedad crónica y todo lo que conlleva. Y como familiar también he tenido casos cerca.

Ya para despedirme, y no por ello menos importante, quiero recordarte que aquí solo están reflejadas algunas de las enfermedades más importantes, por su importancia en el mundo, pero que hay muchísimas más enfermedades crónicas, que quizás en otra guía puedan tratarse.

Hasta pronto. Y ya sabes, disfruta la vida. Vive y disfruta cada segundo como si fuera el último.

Carpe diem, amigos.